自己的中医

刮痧

轻松学

赵春杰◎主编

贵州科技出版社

图书在版编目（CIP）数据

刮痧轻松学 / 赵春杰主编. -- 贵阳：贵州科技出
版社，2022.7
（"做自己的中医"系列丛书）
ISBN 978-7-5532-1051-3

Ⅰ.①刮… Ⅱ.①赵… Ⅲ.①刮搓疗法 Ⅳ.
①R244.4

中国版本图书馆CIP数据核字（2022）第070402号

做自己的中医　刮痧轻松学
ZUO ZIJI DE ZHONGYI　GUASHA QINGSONG XUE

出版发行	贵州科技出版社
地　　址	贵阳市中天会展城会展东路A座（邮政编码：550081）
网　　址	http://www.gzstph.com
出 版 人	朱文迅
经　　销	全国各地新华书店
印　　刷	水印书香（唐山）印刷有限公司
版　　次	2022 年 7 月第 1 版
印　　次	2022 年 7 月第 1 次
字　　数	300千字
印　　张	13
开　　本	710 mm × 1000 mm　1/16
书　　号	ISBN 978-7-5532-1051-3
定　　价	77.00元

天猫旗舰店：http://gzkjcbs.tmall.com
京东专营店：http://mall.jd.com/index-10293347.html

前　言

　　刮痧是中医学的瑰宝，承载着中国古代人民同疾病作斗争的经验和理论知识，是在古代朴素唯物论和自发的辩证法思想的指导下，通过长期医疗实践逐步形成的传统自然疗法，有着简便易行、疗效显著的特点。随着人们自我保健意识的不断增强，刮痧这种既可保健养生又可治疗疾病的绿色生态自然疗法，越来越受到人们的欢迎。

　　刮痧是以中医经络腧穴理论为指导，通过特制的刮痧器具和相应的手法，蘸取一定的介质，进行良性刺激，充分发挥营卫之气的作用，使经络穴位处充血、改善局部微循环，祛除邪气、疏通经络、舒筋理气、祛风散寒、清热除湿、活血化瘀、消肿止痛，增强机体自身潜在的抗病能力和免疫功能，从而达到扶正祛邪、防病治病的作用。现代科学证明，刮痧可以扩张毛细血管，增加汗腺分泌，促进血液循环，对于高血压、中暑、肌肉酸疼等都有立竿见影之效。经常刮痧，可起到调整经气、解除疲劳、增强免疫功能的作用。刮痧还可配合针灸、拔罐、刺络放血等疗法使用，达到加强活血化瘀、驱邪排毒的效果。因其简、便、廉、效的特点，临床应用广泛，适合家庭保健。

　　本书首先系统全面地介绍了刮痧的功效、使用器具、操作技巧、动作示范及注意事项等；然后以疾病为纲，精选了几种不良体质、亚健康及常见的病症的刮痧疗法，并对和刮痧紧密相连的经络、腧穴进行清晰明了的图文解释，配以真人操作示范图，让读者一看就懂、一学就会。本书实用性、可操作性强，是现代家庭养生保健、防病治病的必备工具书。

在本书的写作过程中参阅和吸取了国内外同行的研究成果，对在本书中所引用的文献资料的作者，在此表示深深的感谢。由于篇幅所限，有些研究成果的出处未能详尽列举，敬请谅解。由于作者水平有限，错误和不足之处在所难免，凡有不准确、不全面之处，敬请专家、学者不吝赐教。

编　者

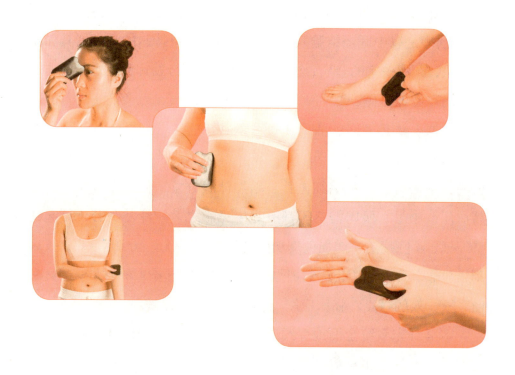

目 录

第一章

刮痧——中医学里的瑰宝

第二章

改善体质巧养生，健康自然来

第三章

辨病刮痧，小病易疗

第四章

刮到痛自消，舒筋活络筋骨通

第五章

轻松刮拭，去除难言之隐

第六章

关爱中老年，呵护孩子健康

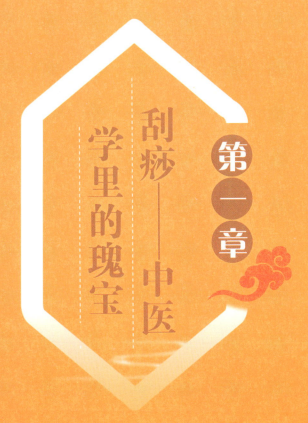

第一章

刮痧——中医学里的瑰宝

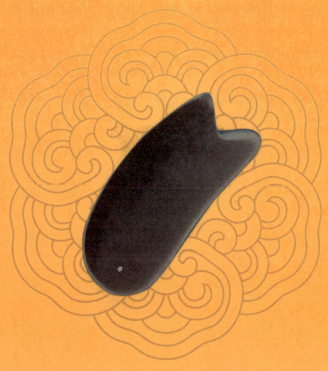

痧的概念

　　"痧"是经络气血中的"瘀秽",俗称痧毒。它包含两方面的含义,从广义来讲,一方面是指"痧"疹征象,即痧象;另一方面是指"痧"疹的形态外貌,即皮肤出现小红点如粟(指循皮肤稍有阻碍的疹点)。清代邵新甫在叶桂的《临证指南医案》中说:"痧者,疹之通称,有头粒而如粟米。"它是许多疾病在发展、变化过程中,反映在体表皮肤的一种共性表现。它不是一种独立的病,许多疾病都可以出现痧,是许多疾病的共同证候,故古人将其统称为"痧证",并有"百病皆可发痧"之说。

　　痧证相当于现代医学的什么病,目前尚难确定。痧证所包括的范围很广,现存中医古籍中,有关痧证的记载涉及内、外、妇、儿等多种疾病。《痧惊合璧》一书就介绍了40多种痧证,若算上附属的共计100多种。根据其所描述的症状分析:"角弓反张痧"类似现代医学的破伤风,"坠肠痧"类似腹股沟斜疝,"产后痧"类似产后发热,"膨胀痧"类似腹水,"盘肠痧"类似肠梗阻,"头疯痧"类似偏头痛,"缩脚痈痧"类似急性阑尾炎等。此外,民间还有所谓寒痧、热痧、暑痧、风痧、暗痧、闷痧、白毛痧、冲脑痧、吊脚痧、青筋痧等,名目繁多。

　　从狭义来讲,痧证是一种特指疾病。古人认为,痧证主要是体内风、湿、火之气相搏而为病。天有八风之邪,地有湿热之气,人有饥饱劳逸。夏秋之际,风、湿、热三气盛,人若劳逸失度,则外邪侵袭肌肤,阳气不得宣泄,而常发痧证。一年四季都有发生痧证的可能,但以夏秋季多见。痧证的主要特征有二:一是痧点,二是酸胀感。根据病情轻重,其临床表现可分为一般表现与急重表现。①一般表现:头昏脑涨,心烦郁闷,全身酸胀,倦怠无力,胸腹灼热,四肢麻木,甚则厥冷如冰。邪入气分则作肿作胀;入血分则为蓄为瘀;遇食积痰火,结聚而不散,则脘腹痞满,甚则恶心、呕吐。②急重表现:起即心胸憋闷烦躁,胸腔大痛,或吐或泻,或欲吐不吐、欲泻不泻,甚则卒然眩晕昏倒,面唇青白,口噤不语,昏厥如尸,手足厥冷,或头额冷汗如珠,或全身无汗,青筋外露,针放无血,痧点时现时隐,唇舌青黑。

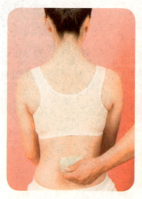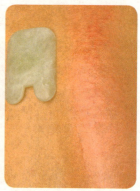

　　现代医学认为,痧是皮肤或皮下毛细血管破裂,是一种自然溶血现象,易出现在经络不通畅、

血液循环较差的部位。它不同于外伤瘀血、肿胀，会阻碍气血的运行、营养物质和代谢产物的交换，引发组织器官的病变，故中医有"百病皆可发痧"之说。相反，刮痧可使经络通畅，瘀血肿胀吸收加快，疼痛减轻或消失，所以可以促进患者早日康复。临床上我们把患者皮肤上用特制的刮痧器具刮出的红色、紫红色斑点或斑块称之为痧，并认为痧是形成诸多疾病和加速人体衰老的有害毒素，也可以说是从微循环中分离出来的瘀血及病理产物。

刮痧的渊源

刮痧的雏形可追溯到旧石器时代，那时人们患病时往往会本能地用手或石片抚摩、捶击体表某一部位，有时竟使疾病获得缓解。然后，通过长期的发展与积累，逐步形成了砭石治病的方法。砭石疗法是针刺术、刮痧法的萌芽阶段，而刮痧可以说是砭石疗法的延续、发展或另一种存在形式。

相传在远古时期，人类发明火之后，在用火取暖时发现火在烤到身体的某些部位时，会很舒服。后来人类又发现当石头被烘烤热后用于刺激身体时，可以治疗风湿、肿毒（原始社会的人类都居住在原始的山洞中，很容易患风湿、肿毒）。再后来人类又发现可以用砭石烤热后刺破脓肿。渐渐地，当时的人类就觉得用热的石头可以治愈一些疾病，这就是"刮痧"治病的雏形。

到了青铜器时代，人们发明了冶金技术，随着冶金技术的发展，可以冶炼出铁。铁比砭石更加精细，于是当时的人类把铁制作成像现代人用的针一样去治疗疾病。随着经络理论的发展，在民间开始流传用边沿钝滑的铜钱、汤匙、瓷杯盖、钱币、玉器、纽扣等器具在皮肤表面相关经络部位反复刮动，直到皮下出现红色或紫色瘀斑，来达到开泄腠理、祛邪外出、调理痧证的目的。在不断的实践中，此法被演绎成了一种自然疗法——刮痧。

较早有文字记载刮痧的，是元代医家危亦林在公元 1337 年撰成的《世医得效方》。"痧"字是从"沙"衍变而来，而"沙"刚开始是指一种病证。刮痧使体内的痧毒，即体内的病理产物得以外排，从而达到治愈痧证的目的。因很多患者被刮拭过的皮肤表面会出现红色、紫红色或暗青色的类似"沙"样的斑点，人们便逐渐将这种疗法称为"刮痧"。

宋代王棐《指迷方瘴疟论》称刮痧为"挑草子"。那时刮痧多用于治疗痧

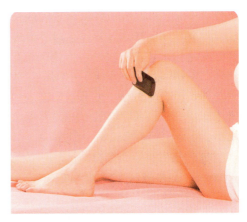

证。因痧证多为夏季外感中暑或湿热温疟疫毒之疾，故刮痧亦称"夏法"。元明以后，民间治疗痧证的经验引起了医学家的注意。如，危亦林的《世医得效方》就对"搅肠沙"进行了记述："心腹绞痛，冷汗出，胀闷欲绝，俗谓搅肠沙。"又如，杨清叟《仙传外科秘方》、王肯堂《证治准绳》、虞抟《医学正传》、龚廷贤《寿世保元》、张景岳《景岳全书》等均记载了有关痧证及治痧的经验。至清代，郭志邃撰写了第一部刮痧专著《痧胀玉衡》，从痧的病源、流行、表现、分类、刮痧方法、工具及综合治疗方法等方面做了较为详细的论述。例如，在治疗方面指出，"背脊颈骨上下，及胸前胁肋，两背肩臂痧，用铜钱蘸香油刮之……头额腿上痧，用棉纱线或麻线蘸香油刮之。大小腹软肉内痧，用食盐以手擦之"。从此，清代论述痧证的专著日渐增多，有 10 多部，其他著作中记载刮痧的则更多。

刮痧的用途

　　刮痧是以中医经络腧穴理论为指导，通过特制的刮痧器具和相应的手法，蘸取一定的介质，在体表进行反复刮动、摩擦，使皮肤局部出现红色粟粒状或暗红色出血点等"出痧"变化，从而达到活血透痧的作用。还可配合针灸、拔罐、刺络放血等疗法使用，达到加强活血化瘀、驱邪排毒的效果。因其简、便、廉、效的特点，临床应用广泛，更适合家庭保健。

奥妙一：刮痧可保健防病

　　刮痧的保健防病作用包括健康保健预防与疾病防变两类。刮痧的作用部位是体表皮肤。皮肤是机体暴露于外的最表浅部分，直接接触外界，且对外界气候等变化起适应与防卫作用。健康人常刮痧（如取背俞、足三里等）可增强卫气，卫气强则护表能力强，外邪不易侵表，机体自可安康。若外邪侵表，出现恶寒、发热、鼻塞、流涕等表证，及时刮痧（如取肺俞、中府等）可将表邪祛除，以免表邪不祛，蔓延进入五脏六腑而生大病。

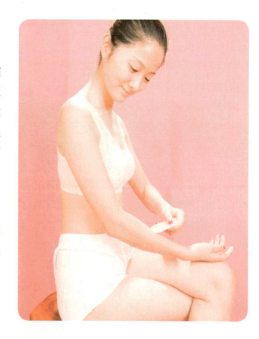

奥妙二：刮痧可活血祛瘀

刮痧可调节肌肉的收缩和舒张，使组织间压力得到调节，以促进刮拭组织周围的血液循环，从而起到"活血化瘀""祛瘀生新"的作用。

奥妙三：刮痧可调整阴阳

刮痧对内脏功能有明显的调整阴阳的作用。如肠蠕动亢进者，在腹部和背部等处刮痧可使亢进者受到抑制而恢复正常。反之，肠蠕动功能减退者，则可促进其蠕动恢复正常。这说明刮痧可以改善和调整脏腑功能，使脏腑阴阳得到平衡。

奥妙四：刮痧可舒筋通络

肌肉附着点和筋膜、韧带、关节囊等受损伤的软组织可发出疼痛信号，通过神经的反射作用，使有关组织处于警觉状态。而肌肉的收缩、紧张直到痉挛便是这一警觉状态的反映。其目的是为了减少肢体活动，从而减轻疼痛，是人体自然的保护反应。此时，若不及时治疗，或治疗不彻底，损伤组织可形成不同程度的粘连、纤维化或瘢痕化，以致不断地发出有害的冲动，加重疼痛和肌肉收缩，继而又可在周围组织引起继发性疼痛病灶，形成新陈代谢障碍，进一步加重"不通则痛"。刮痧能放松紧张的肌肉，消除肌肉疼痛，二者是相通的（使紧张的肌肉得以松弛，则疼痛和压迫症状可明显减轻或消失），同时还有利于病灶修复。

奥妙五：刮痧可调整生物信息

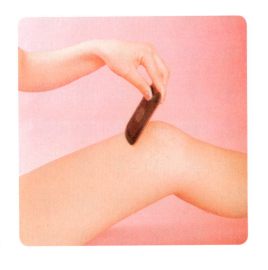

人体的各个脏器都有其特定的生物信息（各脏器的固有频率及生物电等）。当脏器发生病变时，有关的生物信息就会发生变化，而脏器生物信息的改变可影响其所属系统乃至全身的机能平衡。

刮痧可以通过各种刺激或各种能量传递的形式作用于体表的特定部位，产生一定的生物信息，然后通过信息传递系统输入有关脏器，对失常的生物信息加以调整，从而起到调整病变脏器的作用。这是刮痧治病和保健的依据之一。

如用刮法刺激内关，输入调整信息，可调整冠状动脉的血液循环，延长左心室射血时间，使心绞痛患者的心肌收缩力增强，心输出量增加，改善冠心病患者心电图的S-T段和T波，增加其冠状动脉流量和血氧供给等。

奥妙六：刮痧可排除毒素

刮痧的过程（用刮法使皮肤出痧）可使局部组织形成高度充血，血管神经受到刺激使血管扩张、血流增快，继而吞噬作用及搬运力量加强，使体内废物、毒素加速排除，组织细胞得到营养，血液得到净化，增加全身抵抗力，从而减轻病情，促进康复。

奥妙七：行气活血

气血通过经络系统的传输对人体起着濡养、温煦等作用。刮痧作用于肌表，使经络通畅、气血通达，则瘀血化散，凝滞固塞得以崩解消除，全身气血通达无碍，局部疼痛得以减轻或消失。

现代医学认为，刮痧可使局部皮肤充血，毛细血管扩张，血液循环加快；另外刮痧的刺激可通过神经—内分泌调节血管舒张、收缩功能和血管壁的通透性，增强局部血液供应而改善全身血液循环。刮痧出痧的过程是一种血管扩张渐至毛细血管破裂，血流外溢，皮肤局部形成瘀血、瘀斑的现象，而其瘀血、瘀斑（痧）不久即能消散，并起自体溶血作用，形成一种新的刺激素，继而加强局部新陈代谢，起到消炎作用。

自体溶血是一个缓和的良性弱刺激过程。其不但可以刺激免疫功能，使其得到调整，还可以通过向心性神经作用于大脑皮质，继续起到调节大脑的兴奋与抑制和内分泌系统的平衡。

刮痧的禁忌证

1.危重病症，如急性传染病、重症心脏病、肾功能衰竭、全身重度浮肿、中风等，应立即将患者送医院治疗，禁用刮痧。

2.刮治部位的皮肤有溃烂、损伤、炎症，均不能使用刮痧，即使初愈也不宜采用。

3.饱食后或饥饿时，以及对刮痧有恐惧者忌用刮痧。

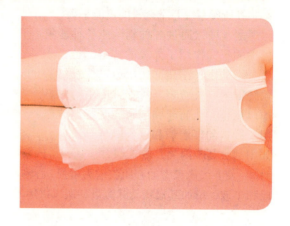

刮痧的注意事项

1. 治疗时，室内要保持空气流通，如天气转凉或天冷时要注意避免感受风寒。

2. 不能干刮，要涂抹刮痧油等。刮痧工具必须边缘光滑，没有破损。

3. 初刮时试刮 3 ~ 5 下即见皮肤青紫而患者并不觉痛者，为刮痧适应证。如见皮肤发红，患者呼痛，则非刮痧适应证，应送医院诊治。

4. 要掌握手法轻重，由上而下顺刮，并时时蘸刮痧油以保持润滑，以免刮伤皮肤。

5. 刮痧的体位可根据需要而定，一般有仰卧、俯卧、仰靠、俯靠等，以患者舒适为度。

6. 刮痧的条数多少，应视具体情况而定，一般每处刮 2 ~ 4 条，每条长 2 ~ 3 寸即可。

7. 刮完后应擦干刮痧油，并在青紫处抹少量驱风油，让患者休息片刻。如患者自觉胸中郁闷、心里发热等，再在患者胸前两侧第 3、第 4 肋间隙处各刮一道即可平静。

8. 刮痧后患者不宜发怒、烦躁或忧思焦虑，应保持情绪平静。同时，忌食生冷瓜果和油腻食品。

9. 如刮痧后，患者反而更加不适，应立即送医院诊治。

刮痧时的不同反应所表示的健康状况

刮痧时有出痧与不出痧的区别，刮痧板下会有平顺、不平顺、砂砾、结节、肌肉紧张僵硬或松弛痿软等不同的感觉，这些感觉统称为"阳性反应"。刮痧时出现的这些不同反应分别提示刮拭部位不同的健康状况。

不出痧：身体健康
刮痧时若不出现痧斑，也没有疼痛或刮痧板下不平顺的感觉，提示经脉气血通畅，身体健康。

出现痧斑：血脉瘀滞
刮痧时出痧，当刮拭停止，出痧也立即停止。提示局部血流缓慢，经脉有气滞血瘀现象。痧象颜色深浅、形态疏密、范围大小与局部血脉瘀滞的时间长短、严重程度、范围有关。血脉瘀滞时间越长，血液中代谢产物越多，则痧色越深，痧象越密集，范围越大。

出现阳性反应：经脉缺氧
阳性反应就是刮痧时感觉刮痧板下不平顺，有砂砾、结节等阻力。同是经脉气血不畅，组织器官细胞缺氧，为什么有的部位会出痧，有的部位却出现不平顺、砂砾、结节等阳性反应呢？这主要是局部血液循环状态决定的。因血流受阻，血脉空虚而气血不足所致的细胞缺氧，局部组织会出现增生或粘连反应，刮拭就不会出痧，但有不平顺的阳性反应物。

经脉气血运行障碍的部位，因其障碍的原因、性质和程度不同，阳性反应的状态、性质则有所区别。经脉缺氧的时间越长，阳性反应越明显。刮痧时皮肤的涩感、轻微疼痛，刮痧板下发现气泡、沙砾样感觉是经络气血轻度瘀滞的表现。出现结节，说明经络气血瘀滞时间较长。结节越大、越硬，说明组织粘连或纤维化、钙化的程度越高，病变的时间越长。

疼痛：亚健康症状

疼痛也是阳性反应的一种表现。当气血瘀滞或血脉空虚而气血不足，细胞缺氧致神经失调时，刮痧还会出现疼痛反应，即中医所说"不通则痛"。疼痛多提示目前正是有亚健康症状表现的时候。

身体会说话——透过痧象看健康

中医有句话叫：有诸内必形诸于外。这也是经络运行气血、沟通表里、联络肢节的作用之体现。刮痧将体内的病变通过经脉的作用反应于体表，所以我们通过出痧情况就能知道身体的健康状况。

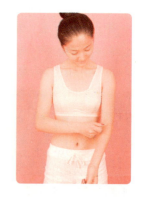

痧的色泽、形态、多少与人的体质及病性有密切关系。痧象颜色鲜红、光泽度好，提示血脉瘀滞的时间短，也提示热证、炎症；痧象紫红色提示经脉瘀滞时间相对较长；痧象紫黑色或青黑色提示经脉瘀滞的时间长；晦暗无光的痧象，不但提示瘀证、寒证，也提示正气虚弱。同样的病症，出痧多而快为实证、热证、血瘀证、痰湿证，可以按以上的痧象分类判断经脉的瘀滞程度。出痧慢而少，或者刮痧后毛孔张开，却不出痧，可以见于有症状表现的气血不足之虚证、寒证，以及骨骼、肌腱、韧带的病变部位，这种情况则不按以上的痧象分类判断病情的轻重程度。

刮痧后出痧由多变少，由密变疏，由斑块变成散点；痧色由深变浅，由暗变红；阳性反应的结节，由大变小，由硬变软；疼痛由重变轻，说明治疗有效，为健康状况好转或疾病趋愈的变化。对于气血不足之虚证，刮后出痧先少后多，再由多变少的过程，也可视为健康状况好转或疾病向愈的变化。

刮痧工具介绍

古代用汤勺、铜钱、嫩竹板等作为刮痧器具，用麻油、水、酒作为润滑剂。这些器具虽然取材方便，能起到一些刮痧治疗作用，但因其简陋，很难达到对经穴应有的刺激强度，本身也无药物治疗作用，现在均已很少应用。现代刮痧有显著的效果是因为有专用的刮痧板、刮痧油和美容刮痧乳，既能达到应有的刺激强度，又能减轻刮拭疼痛，增加舒适感。

器具的选择直接关系到刮痧治病保健、美容养颜的效果。刮痧治病保健、美容养颜选用经过专门设计加工的有药物治疗作用且没有副作用的刮痧板。刮痧的润滑剂选用专门研制加工的刮痧油和美容刮痧乳。所选器具能发挥双重作用，既能作为刮痧器具使用，其本身又有治疗作用，可以明显提高刮痧的疗效。

刮痧板是刮痧的主要器具，是一种治病防病的非药物无损伤的自然健康疗法器具。常用的刮痧板有鱼形、三角形、椭圆形等。根据刮痧板的材质不同，分为不同类别的刮痧板，如牛角刮痧板、玉质刮痧板等。那么，刮痧板什么材质好？又有哪些治病养生功效呢？

刮痧板的种类

牛角类

特点与功效 是民间认为最好的刮痧器具，所用的材质有水牛角、黄牛角、牦牛角等，各具作用。其中以水牛角刮痧板使用最为广泛。水牛角味辛、咸，性寒，而辛可发散行气、活血润养，咸能软坚润下，寒能清热解毒，故其具有发散、行气、清热、凉血、解毒活血、化瘀的作用。

牛角刮痧板

注意事项 忌热水长时间浸泡、火烤或电烤；刮痧后需立即把刮板擦干，涂上橄榄油，并存放于刮板套内。

玉石类

特点与功效 玉味甘，性平，入肺经，能润心肺、清肺热。据《本草纲目》介绍，玉具有清音哑，止烦渴，定虚喘，安神明，

玉石刮痧板

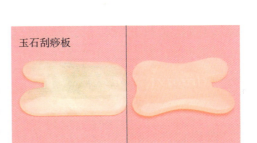

滋养五脏六腑的作用，是具有清纯之气的良药，可避秽浊之病气。玉石含有人体所需的多种微量元素，有滋阴清热、养神宁志、健身祛病的作用。玉石刮痧板有助于行气活血、疏通经络且没有副作用。

注意事项　用完后要注意清洁，避免碰撞，避免与化学试剂接触。

砭石类

特点与功效　又称砭板，是用泗滨砭石（泗滨浮石）制成的可用作刮痧的保健砭具，几乎适用于砭术十六法中的所有砭术，是所有款式砭具中用途最广泛的。分大、中、小3种型号，大号砭板刮痧效果尤其好。需要注意的是砭板和刮痧板的概念不完全相同。首先，砭板是用泗滨浮石制作，直接或间接接触人体均可以改善人体微循环，起到活血化瘀、治疗疾病的作用；再者，由于泗滨浮石的特性，使用砭板进行治疗时，不出痧就能达到较好的疏通经络、排宣热毒的作用；还有，由于泗滨浮石具有微晶结构，质地光滑细腻，故砭板作用于人体不需要润滑油等介质，哪怕隔一层棉织物作用于人体，患者皮肤都不会有不适的反应。

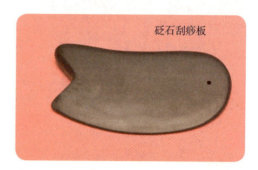

砭石刮痧板

注意事项　因砭石可能含有有害物质，故购买时需认真辨别真伪，购买经国家权威部门检测不含有害物质的砭板。

磁疗类

特点与功效　磁疗刮痧板是结合传统工艺与现代磁疗技术为一体的刮痧器具，以水牛角磁疗刮痧板使用最为广泛。"磁"是一种金属氧化物，我国用磁治病已有悠久历史。汉代司马迁《史记·扁鹊仓公列传》中就记载了一种称为"磁石"的天然矿物，具有磁性并可治疗疾病。唐代著名医药学家孙思邈在《千金方》中记述：用磁石、朱砂、六曲制成的蜜丸，治疗眼病时"常顺益眼力，众方不及"，还说"主明目，百岁可读论书"。中国四大发明之一的"指南针"就是利用磁的特性制成的。在《本草纲目》《中药大辞典》等著名中药书中，用磁治病的药方也多有记载。"磁疗法"早已被医务界普遍采用，它可引起人体神经、体液代谢等一系列变化，具有活血、化瘀、消肿、止痛、消炎等作用。

注意事项　用完后要注意清洁，避免碰撞，避免与化学试剂接触。

刮痧板的样式

从形状上来说，刮痧板有鱼形、长方形、三角形、梳形等。一般来说，鱼形和三角形的刮痧板更适合点擦式。不管什么形状的，最好是选择两边厚薄不一致的，厚的一边可以日常保健用，薄的一边可以理疗用。

鱼形

根据人体面部生理结构设计的面部专用刮痧板。由水牛角精制而成，外形似鱼，符合人体面部的骨骼结构，便于刮拭及疏通经络。鱼形刮痧板常用两只，左右手各一只配合使用。面部刮痧是以鼻梁为中线，用刮痧板分别向左右两侧

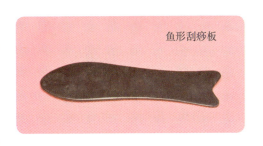

鱼形刮痧板

刮拭，从上到下，由内向外，先刮前额部，再刮两颧，最后刮下颌部。刮拭后，面部会有热烘烘的感觉，这是气血运行的正常反应。面部刮痧不仅能改善面部血管的微循环，增加面部血液、淋巴液及体液的流量，使皮肤中的细胞得到充分的营养和氧气，从而加速细胞的新陈代谢，起到排毒养颜、舒缓皱纹、行气消斑、保健养颜的功效。同时对眼、鼻、口腔、面部也能起到很好的保健作用。

梳形

梳形的一端可用于头部经络的疏通，另一端为波浪形，可用于点按头部相应的穴位。梳形刮痧板刮拭头部，点按百会及四神聪能活跃大脑皮层，增加记忆和思维能力，帮助缓解不安与焦虑的情绪，同时刺激毛囊，减少脱发，激发毛发再生，促使白发变黑，具有美发护发的功效。

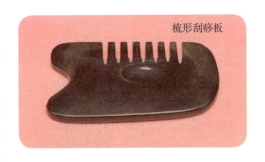

梳形刮痧板

三角形

用于四肢及颈部刮拭或打通穴位。可通利关节、疏通经脉，使四肢活动自如。

刮痧时的辅助用品

刮痧油、刮痧乳

刮痧油　刮痧油是中医外用药，红棕色澄清液体，配合刮痧使用。专业的刮痧油应选用具有活血化瘀、清热解毒、消炎镇痛而没有副作用的中草药及渗透性强、润滑性好的植物油加工而成。中药的治疗作用有助于疏经通络、活血化瘀、排毒驱邪，而植物油有助于滋润皮肤。请勿使用其他药剂代替刮痧油，以免产生副作用。刮痧油属于外用药，切不可内服。刮痧油中含有乙醇，应避火使用和保存。

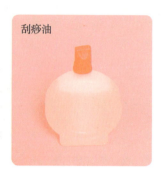

刮痧油

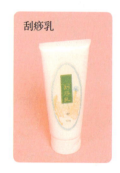

刮痧乳

刮痧乳　因为刮痧油涂在面部会流进眼睛或顺面颊而下流至脖颈，所以面部刮痧应选用特制的美容刮痧乳。美容刮痧乳渗透性及润滑性好，其中的中药成分有活血化瘀、改善面部微循环、滋养皮肤的功效。

毛巾或洁净纸巾

用于刮拭前的清洁、刮拭过程中和刮拭后的擦拭。要选用清洁卫生，质地柔软，对皮肤无刺激、无伤害的棉质毛巾或洁净纸巾。

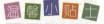

温馨小贴士
WEN XIN XIAO TIE SHI

如何自制刮痧油？

生姜150克，葱白150克，丹皮30克，薄荷30克，红花15克，连翘30克，薄荷脑3克，冰片3克，95%酒精1000毫升，甘油300毫升。

将葱白、生姜切碎，丹皮、薄荷、红花、连翘打成粗粉，浸泡于95%酒精中7天，过滤后加入薄荷脑、冰片，再加入甘油，摇匀即可。用小瓶分装使用。

刮痧操作常识

刮痧板的持法和用法

　　刮痧板是刮痧使用的工具，而只有正确地使用刮痧板，才能起到保健治病的作用。刮痧板分为厚面、薄面和棱角。治疗疾病时多用薄面刮拭皮肤，保健时多用厚面刮拭皮肤，关节附近穴位和需要点按穴位时多用棱角刮拭。操作时要掌握好"三度一向"，促使出痧，缩短刺激时间，控制刺激强度，减少局部疼痛的感觉。

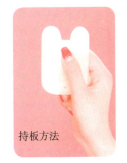

持板方法

　　正确的持板方法是用手握着刮痧板，将刮痧板的长边横靠在手掌心部位，拇指及其他四个手指弯曲，分别握住刮痧板的正反两面，刮痧时用手掌心部位施加向下的按压力。刮拭时应单方向刮，不要来回刮。身体平坦部位和凹陷部位的刮拭手法不同，则持板的方法也有区别。下面详细介绍几种常用的刮拭手法。

面刮法

　　面刮法是刮痧最常用、最基本的刮拭方法。手持刮痧板，向刮拭的方向倾斜 30 度 ~ 60 度，以 45 度应用最为广泛。根据部位的需要，将刮痧板的 1/2 长边或整个长边接触皮肤，自上而下或从内到外均匀地向同一方向直线刮拭。面刮法适用于身体比较平坦部位的经络和穴位。

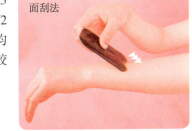

面刮法

平刮法

　　操作方法与面刮法相似，只是刮痧板向刮拭的方向倾斜的角度小于 15 度，并且向下的渗透力比较大，刮拭速度偏缓慢。平刮法是诊断和刮拭疼痛区域的常用方法之一。

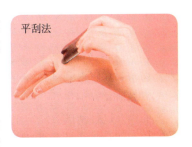

平刮法

推刮法

　　操作方法与面刮法相似，但刮痧板向刮拭的方向倾斜的角度小于 45 度（面部刮痧小于 15 度），刮拭的按压力大于平刮法，刮拭的速度也慢于平刮法，每次刮拭的长度要短。推刮法可以发现细小的阳性反应，也是诊断和刮拭疼痛区域的常用方法之一。

单角刮法

用刮痧板的一个角部在穴位处自上而下刮拭，刮痧板向刮拭方向倾斜 45 度。这种刮拭方法多用于肩部肩贞，胸部膻中、中府、云门，颈部风池。

双角刮法

用刮痧板凹槽处的两角部刮拭，以凹槽部位对准脊椎棘突，凹槽两侧的双角放在脊椎棘突和两侧横突之间的部位，刮痧板向下倾斜 45 度，自上而下刮拭。这种刮拭方法常用于脊椎部位的诊断、保健和治疗。

点按法

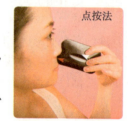
点按法

将刮痧板角部与穴位呈 90 度垂直，向下按压，由轻到重，逐渐加大力量，片刻后迅速抬起，使肌肉复原，多次重复，手法连贯。这种刮拭方法适用于无骨骼的软组织处、骨骼缝隙、凹陷部位，如人中、膝眼。

厉刮法

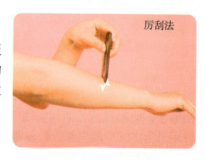
厉刮法

用刮痧板角部与穴区呈 90 度垂直，刮痧板始终不离皮肤，并施以一定的压力，做短距离（约 1 寸长）前后或左右摩擦刮拭。这种刮拭方法适用于头部全息穴区的诊断和治疗。

拍打法

以刮痧板面为工具拍击需施治的穴位或部位，称为拍打法。施术者以单手紧握刮痧板一端，以刮痧板面为着力点在腕关节等自然屈伸的带动下，一落一起有节奏地拍打。一般以腕为中心的活动带动刮痧板拍打为轻力，以肘为中心的活动带动刮痧板拍打为中力。在拍打施力时，臂部要放松，着力大小应保持均匀、适度，忌忽快忽慢。这种刮拭方法常用于肩背部、腰部及上下肢（如肘窝和膝窝）。

平面按揉法

用刮痧板角部的平面以小于 20 度按压在穴位上，做柔和、缓慢的旋转运动，刮痧板角部平面始终不离开所接触的皮肤，按揉压力应渗透至皮下组织或肌肉。这种刮拭方法常用于对脏腑有强壮作用的穴位，如合谷、足三里、内关，以及对手足全息穴区、后颈及背腰部全息穴区中疼痛敏感点的诊断和治疗。

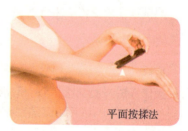
平面按揉法

垂直按揉法

将刮痧板的边缘以90度按压在穴区上，刮痧板始终不离开所接触的皮肤，作柔和的慢速按揉。垂直按揉法适用于骨缝部穴位，以及第2掌骨桡侧全息穴区的诊断和治疗。

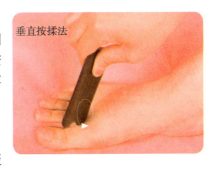

垂直按揉法

提拉法

手持一块刮痧板，放在面部一侧，用刮痧板整个长边接触皮肤，刮痧板向刮拭的方向倾斜，倾斜的角度为20度至30度，然后用刮痧板从下向上刮拭，刮拭的按压力渗透到肌肉的深部，以肌肉运动带动皮肤向上提升，边提升边刮拭。向上提升的拉力和向下按压力度相等。提拉法有防止肌肤下垂，运动肌肉，促进肌肉收缩的作用。

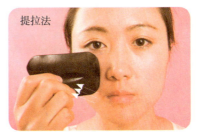

提拉法

疏理经气法

按经络走向，用刮痧板自下而上或自上而下循经刮拭，用力轻柔均匀，平稳和缓，连续不断。一次刮拭面宜长，一般从肘（膝）关节部位刮至指（趾）尖。常用于刮痧结束后或保健刮痧时对经络进行整体调理，松弛肌肉，消除疲劳。

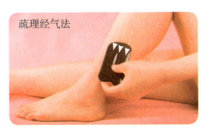

疏理经气法

刮痧的补泻手法

刮痧的补泻手法是由刮拭力量和速度2种因素决定的。在进行治疗时，对不同体质与不同病证者应采用不同的补泻手法。一般分为3种手法：补法、泻法和平补平泻法。

补法

补法刮拭按压力小，速度慢，能激发人体正气，使低下的机能恢复正常。临床多用于年老、体弱、久病、重病或形体瘦弱的虚证患者。

具有以下特点的刮法为补法。

1. 刺激时间短，对皮肤、肌肉、细胞有兴奋作用。

2. 作用时间较长的轻刺激，能活跃器官的生理机能。

3. 刮拭速度较慢。

4. 选择痧痕点数少。

5. 刮拭顺经脉循行方向。

6. 刮拭后加温灸。

泻法

泻法刮拭按压力大，速度快，能疏泄病邪、使亢进的机能恢复正常。临床多用于年轻、体壮、新病、急病或形体壮实的实证患者。

具有以下特点的刮法为泻法。

1. 刺激时间长、作用深，对皮肤、肌肉等有抑制作用。

2. 作用时间较短的重刺激，能抑制器官的生理机能。

3. 刮拭速度较快。

4. 选择痧痕点数多。

5. 刮拭逆经脉循行方向。

6. 刮拭后加拔罐。

一般都是根据患者的体质和病情确定刮拭手法。但不论何种证型，均应以补法开始，然后根据体质和部位决定按压力的大小，再逐渐向平刮法、泻法过渡，使患者有适应的过程。虚证患者，以补法为主，治疗过程中在补法的基础上，对主要的经络穴位，可以短时间运用平刮法，以增强治疗效果。实证患者可以在泻法治疗后，以补法收尾；或在治疗结束后，对所治经络采用疏经理气法调补气血。掌握脏腑辨证者，可据病情灵活运用，如虚实夹杂证，对经气过盛的经脉施以泻法，经气不足的经脉施以补法。

平补平泻法

平补平泻法亦称平刮法，有 3 种刮拭手法。第一种按压力大，速度慢；第二种按压力小，速度快；第三种按压力中等，速度适中。具体应用时可根据患者病情和体质而灵活选用。其中按压力中等、速度适中的手法易被患者接受。平补平泻法介于补法和泻法之间，常用于正常人保健或虚实夹杂证的治疗。

刮痧的常用体位

刮痧时对体位的选择，应以施术者能够正确取穴，施术方便，患者感到舒适自然，并能持久配合为原则。

仰卧位：适用于胸腹、头、面、颈、四肢前面的刮痧。

俯卧位：适用于头、颈、肩、背、腰、四肢后面的刮痧。

侧卧位：适用于侧头，面颊一侧，颈项和侧腹、侧胸，以及上下肢该侧的刮痧。

仰靠坐位：适用于前头、颜面、颈前和上胸的刮痧。

俯伏坐位：适用于头顶、后头、项背的刮痧。

侧伏坐位：适用于侧头、面颊、颈侧、耳的刮痧。

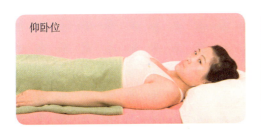

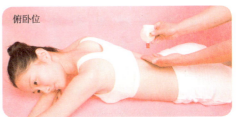

人体各部位的刮拭方法

根据人体各部位的解剖特点选用刮拭方法，根据病情需要决定刮拭顺序。治疗过程中，应同一部位的经穴刮拭完毕后，再进行另一部位的经穴刮拭。治疗时应使患者体位舒适，有利于配合治疗，尽量减少患者穿脱衣服的次数。

面部

面部由内向外按肌肉走向刮拭。面部出痧影响美观，因此手法须轻柔，忌用重力大面积刮拭。眼、口腔、耳、鼻病的治疗须经本人同意，才可刮出痧。刮拭的力度、方向、角度、次数均以刮拭方便和病变局部能耐受为准则。

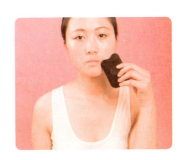

肩背部

背部由上向下刮拭。一般先刮后背正中线的督脉，再刮两侧的膀胱经和夹脊。

肩部应从颈部分别向两侧肩峰处刮拭。

用全息穴区刮痧法时，先对穴区内督脉及两侧膀胱经附近的敏感压痛点采用局部按揉法，再从上向下刮拭穴区内的经脉。

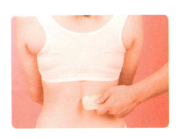

胸部

胸部正中线的任脉从天突到膻中，用刮痧板角部自上向下刮拭。

胸部两侧以身体前正中线的任脉为界，分别向左右（先左后右）用刮痧板整个边缘由内向外沿肋骨走向刮拭，注意隔过乳头部位。中府处宜用刮痧板角部从上向下刮拭。

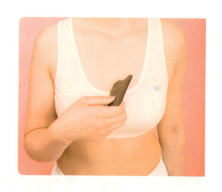

腹部

腹部由上向下刮拭。可用刮痧板的整个边缘或 1/3 边缘，自左侧依次向右侧刮。有内脏下垂者，应由下向上刮拭。

四肢

四肢由近端向远端刮拭，关节骨骼凸起部位应顺势减轻力度；下肢静脉曲张及下肢浮肿者，应从肢体末端向近端刮拭。

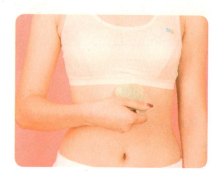

刮拭要领及技巧

按压力要适中

刮痧时除向刮拭方向用力外，更重要的是要有对肌肤向下的按压力，因为经脉和全息穴区在人体有一定的深度，须使刮拭的作用力传导到深层组织，才有治疗作用。刮痧板作用力透及的深度应达到皮下组织或肌肉。刮痧最忌不使用按压力，仅在皮肤表面摩擦，这种刮法，不但没有治疗效果，反而会因反复摩擦，形成表皮水肿。但并不是按压力越大越好，人的体质、病情不同，治疗时按压力强度也不同。各部位的局部解剖结构不同，所能承受的压力强度也不相同，在骨骼凸起部位，按压力应较其他部位适当减轻。力度大小可根据患者体质、病情及承受能力决定。

速度应均匀，力度平稳

刮拭速度决定舒适度及对组织的刺激强度。速度越慢疼痛越轻，刮拭速度过快会增加疼痛，也不易发现阳性反应，从而无法进行阳性反应诊断，更不能使刮痧的渗透力达到病所，产生应有的疗效。正确的刮拭手法应慢速均匀，力度平稳。这样可以减轻疼痛，利于诊断和消除阳性反应，产生较好的疗效。每次刮拭切忌快速，或忽快忽慢、忽轻忽重、头轻尾重和头重尾轻。

点、面、线相结合

点即指穴位，而穴位是人体脏腑经络之气输注于体表的部位。面即指刮痧时刮痧板边缘接触皮肤的部分，约有 1 寸宽。这个面，对经络来说是其皮部；对全息穴区来说，即为穴区。线即指经脉，而经脉是经络系统中的主干线，循行于体表并连及深部，约有 1 毫米宽。点、面、线相结合的刮拭方法，是在疏通经脉的同时，加强重点穴位的刺激，并掌握一定的刮拭宽度。因为刮拭的范围在经脉皮部的范围之内，经脉就在皮部范围之下，刮拭有一定的宽度便能准确地包含经络，而全息穴区的刮拭区域更要具有一定面积。刮痧，以疏通调整经络为主，重点穴位加强刺激为辅。经络、穴位相比较，重在经络，故刮拭时重点是找准经络，宁失其穴，不失其经。只要经络的位置准确，穴位就在其中。点、面、线相结合的方法是刮痧的特点，也是刮痧简便易学、疗效显著的原因之一。

长度要适宜

在刮拭经络时，应有一定的刮拭长度，一般为 8 ~ 15 厘米，如需要治疗的经脉较长，可分段刮拭。重点穴位的刮拭除凹陷部位外，也应有一定长度。一般以穴位为中心，上下总长度为 8 ~ 15 厘米，在穴位处重点用力。在刮拭过程中，一般需一个部位刮拭完毕后，再刮拭另一个部位。遇到病变反应较严重的经穴或穴区，刮拭反应较大时，为缓解疼痛，可先刮拭其他经穴处，让此处稍休息后，再继续此处治疗。

顺序、方向有讲究

整体刮拭的顺序是自上向下，先头部、背部、腰部或胸部、腹部，后四肢。背部、腰部及胸部、腹部可根据病情决定刮拭的先后顺序。每个部位一般先刮拭阳经，再刮拭阴经，先刮拭身体左侧，再刮拭身体右侧。

时间掌控好

一般每个部位刮 3 ~ 5 分钟，还应根据患者的年龄、体质、病情、病程及刮痧的施术部位灵活掌握刮拭时间。对于一些不出痧或出痧少的患者，不可强求出痧，以患者感到舒服为原则。刮痧次数一般是第一次刮完等 5 ~ 7 天，痧退后再进行第二次刮拭。出痧后 1 ~ 2 天，皮肤可能会轻度疼痛、发痒，这些反应属正常现象。

刮痧后的人体反应

正常反应

由于个体的差异，刮痧后皮肤表面出现红、紫、黑斑或疱的现象，临床上称为"出痧"。出痧是一种正常刮痧反应，数天后即可自行消失，无须特殊处理。刮痧，尤其是出痧后1~2天出现被刮拭的皮肤部位轻度疼痛、发痒、虫行感，自感体表冒冷气、热气，皮肤表面出现风疹样变化等情况，均是正常现象。

晕刮

如在刮痧过程中，患者出现头晕、目眩、心慌、出冷汗、面色苍白、四肢发冷、恶心欲吐或神昏仆倒等晕刮现象，应及时停止刮拭，迅速让患者平卧，取头低脚高位。让患者饮用一杯温糖水，并注意保温。迅速用刮痧板刮拭患者百会（重刮），人中（棱角轻刮），内关（重刮），足三里（重刮），涌泉（重刮）。静卧片刻即可恢复。

对初次接受刮痧、精神过度紧张或身体虚弱者，应做好解释工作，消除患者对刮痧的顾虑，同时手法要轻。若患者饥饿、疲劳、大渴时，不要对其刮痧，应令进食、休息、饮水后再予刮拭。施术者在刮痧过程中要精神专注，随时注意患者的神色，询问患者的感受，一旦患者出现不适情况应及时纠正或及早采取处理措施，防患于未然。

刮痧步骤

选择工具

刮痧板应边缘光滑，边角钝圆，厚薄适中。应仔细检查其边缘有无裂纹及粗糙处，以免伤及皮肤。

让患者放松

应先向初次刮痧者介绍刮痧的一般常识。对精神紧张、疼痛敏感者，更应做好解释安抚工作，以便取得患者的积极配合。

选择体位

应选择既便于刮痧者操作，又能充分暴露所刮的部位，还能使患者感到舒适，有利于刮拭部位肌肉放松，可以持久配合的体位。

一般采取坐位，选用有靠背的椅子。刮腰背部，男士面向椅背骑坐，女士侧坐，使其身体有所依靠。刮胸腹部、上肢及下肢前面采取正坐位。刮下肢后面采取双手扶靠椅背的站立姿势。病情重或体弱的虚证患者可采取卧位，根据刮拭部位的需要可仰卧、俯卧或侧卧。

涂刮痧润滑剂

暴露出所刮拭的部位，在刮拭的经络穴位处涂刮痧润滑剂。如使用活血润肤脂，可从管口中挤出少量，涂抹在被刮拭部位，用刮痧板涂匀即可。如使用刮痧活血剂，则将瓶口朝下，使刮痧活血剂从小孔中自行缓慢滴出，忌用手挤压。若刮痧活血剂过多，不仅不利于刮拭，还会顺皮肤流下弄脏衣服。

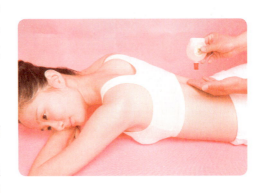

刮拭

手持刮痧板，先用刮痧板边缘将滴在皮肤上的刮痧润滑剂自下向上涂匀，再用刮痧板薄面约 1 寸宽的边缘，沿经络部位自上向下，或由内向外多次向同一方向刮拭。注意每次刮拭开始至结束力量要均匀一致，每条经络或穴区依病情需要刮 20 ~ 30 次。

刮痧后的处理

刮痧后一般不需要特殊处理。用干净纸巾或毛巾将刮拭部位的刮痧润滑剂拭干即可。亦可用手掌在刮拭部位进行按摩，使刮痧润滑剂被皮肤充分吸收，以增强疗效。出痧后最好让患者饮一杯温开水（最好为淡糖盐水），休息 15 ~ 20 分钟即可离开。

专家答疑

刮痧时不出痧是什么原因

从中医来讲，泄法主要针对实证，把身体多余的能量、毒素通过刮痧等方式加快排出体外。刮痧主要是以治病为主，其次才是保健作用。如果过度使用泄法，有可能使人更加疲惫，甚至还可能加重疾病。现在很多人会自行刮痧，但有的人一刮就出痧，有的人皮肤都刮破了也没有痧出来。这到底是为什么呢？

中医专家解释说，不出痧不是因为刮的力量不够，而是体质偏虚，气血不够充盛，顶不出痧来。刮痧较适用于治疗实性疾病，比如嗓子疼、扁桃体发炎等。刮出的痧其实是自己的气血宣透了出来，随着宣透把病邪带了出来。

中医讲"久病无实""久病必虚"，慢性病一般会导致气血不足，需要用补的办法，如穴位贴或者艾灸使用的药物都是温热的，再选择有补益作用的穴位，效果和吃补药类似。而急性病很多属于气血瘀滞，可以通过刮痧等办法进行驱邪。

因此，刮痧时不出痧，不要着急，更不要进行过久、过重地刮痧以致出痧才罢休。

刮痧如何掌握好刺激强度

刮痧要注意掌握好刺激强度。刮痧操作简便，适用范围广泛。正确的刮痧，可活血化瘀、祛湿除邪等。然而专家表示，不正确的刮痧，会使患者出现身体不适，或者加重原有病情。因此，在刮痧时一定要掌握好刺激强度。

刮痧和针灸、按摩等方法一样，都是对人体穴位进行刺激，只不过使用的工具不同而已。所以患者在刮痧过程中也可能出现不适症状。此时，应迅速停止刮痧，让患者平卧，并喝点温开水或温糖水，休息片刻，很快会好转，若不奏效，可迅速用刮痧板刮拭患者百会、人中、内关、足三里、涌泉急救。

和针灸一样，刮痧过程中可能像晕针一样出现晕刮。晕刮的症状为头晕、面色苍白、心慌、出冷汗、四肢

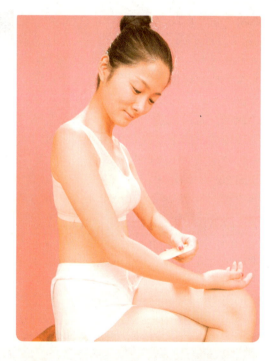

发冷、恶心欲吐或头晕等。为预防刮痧出现意外，施术者要特别注意掌握好刺激强度，以患者所能承受的强度和力度为宜。另外，施术者应做好预防措施和把握好刮痧的禁忌证。如空腹、过度疲劳患者忌刮痧；身体瘦弱、皮肤失去弹力者忌刮痧；施治局部痈肿、疮疡、溃烂或有肿瘤者忌刮痧；患有心脏病、水肿者忌刮痧；患血友病、出血性疾病者忌刮痧。低血压、低血糖、过度虚弱和神经紧张特别怕痛者需要轻刮。

由于刮痧对皮肤存在一定程度的损伤，所以一次刮完后要等一段时间，一般为5 ~ 7天，再进行第二次刮痧。当皮肤有破损时，不宜刮痧。

腧穴的定位窍门

取穴正确与否可直接影响艾灸、拔罐、按摩、刮痧的疗效。因此，准确地选取腧穴，也就是腧穴的定位，一直为历代医家所重视。

骨度分寸法

骨度分寸法，始见于《灵枢·骨度》，是以骨节为主要标志测量周身各部的大小、长短，并依其比例折算尺寸作为定穴标准的方法。不论男女、老少、高矮、肥瘦都是一样。如腕横纹至肘横纹作为 12 寸，也就是将这段距离划成 12 个等分，取穴就以它作为折算的标准。常用的骨度分寸见下图。

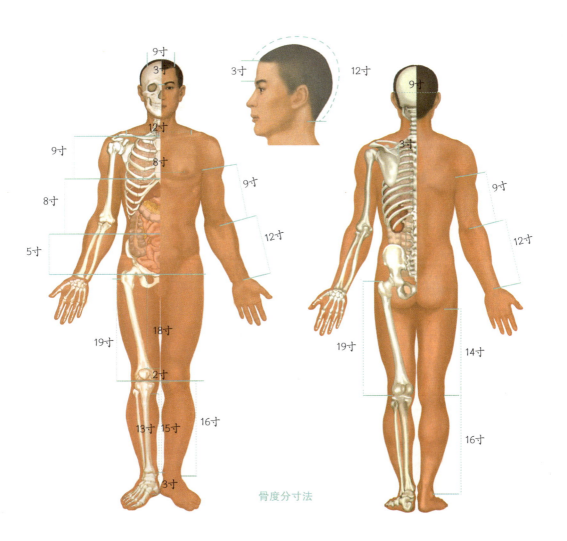

骨度分寸法

自然标志取穴法

根据人体表面所具特征的部位作为标志来定取穴位的方法称为自然标志取穴法。自然标志取穴法有以下两种。

固定标志法：即是以人体表面固定不移，又有明显特征的部位作为取穴标志的方法。如人的五官、爪甲、乳头、肚脐等作为取穴的标志。

活动标志法：是依据人体某局部活动后出现的隆起、凹陷、孔隙、皱纹等作为取穴标志的方法。如曲池屈肘取之。

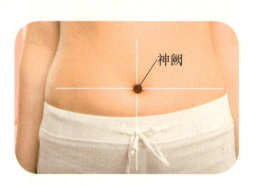

神阙

手指比量法

以患者手指为标准来定取穴位的方法。由于生长相关律的缘故，人类机体的各个局部间是相互关联的。由于选取的手指不同，节段亦不同，手指比量法可分为以下几种。

中指同身寸法：是以患者的中指中节屈曲时内侧两端纹头之间作为1寸，可用于四肢部取穴的直寸和背部取穴的横寸。

拇指同身寸法：是以患者拇指指关节的横度作为1寸，亦适用于四肢部的直寸取穴。

横指同身寸法：亦名"一夫法"，是令患者将食指、中指、无名指和小指并拢，以中指中节横纹处为准，四指横量作为3寸。

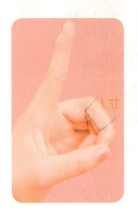

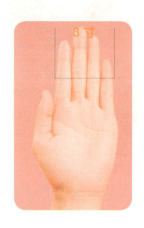

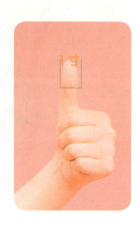

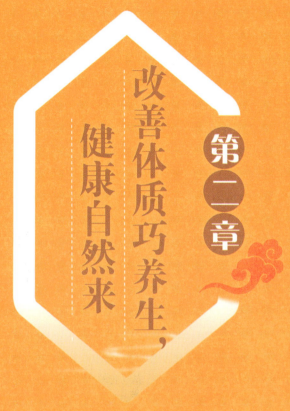

第二章

改善体质巧养生，健康自然来

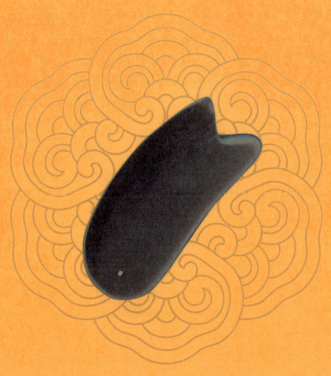

改善不良体质

气 虚

人体由于元气不足引起的一系列病理变化，称为气虚。气虚者常见身体虚弱、面色苍白、呼吸短促、四肢乏力、头晕、动则汗出、语声低微等。气虚，包括元气、宗气、卫气的虚损，以及气的推动、温煦、防御、固摄和气化功能的减退，可导致机体的某些功能活动低下或衰退，抗病能力下降等。多由先天禀赋不足，或后天失养，或劳伤过度（"劳则气耗"），或久病不复，或肺脾肾等脏腑功能减退，气的生化不足等导致。刮拭胸背部及四肢相关穴位，可以益气健脾、增强身体抵抗力，从而有效改善气虚体质。

重点刮拭部位 刮拭肺俞、脾俞、胃俞、肾俞、志室

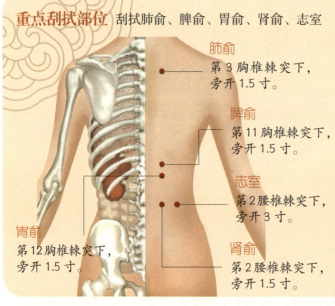

肺俞
第 3 胸椎棘突下，旁开 1.5 寸。

脾俞
第 11 胸椎棘突下，旁开 1.5 寸。

志室
第 2 腰椎棘突下，旁开 3 寸。

胃俞
第 12 胸椎棘突下，旁开 1.5 寸。

肾俞
第 2 腰椎棘突下，旁开 1.5 寸。

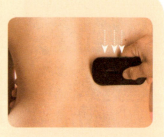

【刮痧体位】可采取坐位，也可采取俯卧，以方便刮拭和患者感觉舒适为宜。

【刮拭方法】用面刮法从上向下刮拭双侧肺俞、脾俞、胃俞、肾俞、志室。

重点刮拭部位 刮拭膻中、中庭

【刮痧体位】可采取坐位，也可采取仰卧，以方便刮拭和患者感觉舒适为宜。

【刮拭方法】用单角刮法从上向下刮拭膻中、中庭。

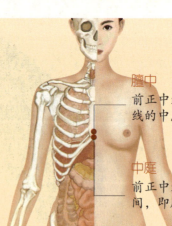

膻中
前正中线上，两乳头连线的中点。

中庭
前正中线上，平第 5 肋间，即胸剑结合部。

重点刮拭部位 刮拭内关、列缺、太渊

列缺
前臂桡侧缘，桡骨茎突上方，腕横纹上1.5寸处。

内关
曲泽与大陵的连线上，腕横纹上2寸，掌长肌腱与桡侧腕屈肌腱之间。

太渊
腕掌侧横纹桡侧端，桡动脉搏动处。

【刮痧体位】可采取坐位，也可采取仰卧，以方便刮拭和患者感觉舒适为宜。

【刮拭方法】用面刮法从上向下刮拭内关、列缺、太渊。

重点刮拭部位 刮拭足三里、阴陵泉

阴陵泉
胫骨内侧髁后下方凹陷处。

足三里
犊鼻下3寸，距胫骨前缘一横指（中指）处。

【刮痧体位】可采取坐位或仰卧，以方便刮拭和患者感觉舒适为宜。

【刮拭方法】用面刮法从上向下刮拭足三里、阴陵泉。

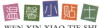
温馨小贴士
WEN XIN XIAO TIE SHI

气虚者的体能偏低，且过劳易于耗气，因此不宜进行高强度运动。应当采用低强度、多次数的运动方式，适当增加锻炼次数，循序渐进，持之以恒。凡气虚之人，宜吃具有补气作用的食物，宜吃平甘或甘温之物，宜吃营养丰富、容易消化的平补食品。忌吃破气耗气之物，忌吃生冷性凉食品，忌吃油腻厚味、辛辣食物。可常食补气食物：粳米、糯米、小米、山药、白扁豆、红枣、龙眼肉、莲子、豆腐、鸡肉、鹅肉、兔肉、鹌鹑、牛肉、青鱼等。少食耗气的食物：白萝卜、柚子、柑、金橘等。

气虚者每次刮拭部位不可过多，刮拭时间不可过长，每个部位只要局部有热感或少量出痧即可。由于患者身体较弱，肌肉松软，应用补法刮拭。

阳 虚

阳虚指阳气虚衰的病理现象。阳气有温暖肢体、脏腑的作用，若阳虚则机体功能减退，容易出现虚寒的征象。阳虚特征和寒性体质接近，皆为阳气不足，有寒象，表现为疲倦怕冷、四肢冰冷、唇色苍白、少气懒言、嗜睡乏力、男性遗精、女性白带清稀、易腹泻、排尿次数频繁（尤其夜里）、性欲衰退等。阳虚体质的人平素畏冷，手足不温，易出汗；喜热饮，精神不振，睡眠偏多；小便清长，大便稀溏。刮拭背部及四肢相关穴位可以温阳益气，健脾补肾，增强机体活力，使精力旺盛，从而有效改善阳虚体质。

重点刮拭部位 刮拭大椎至至阳、命门、心俞、神堂、肾俞、志室

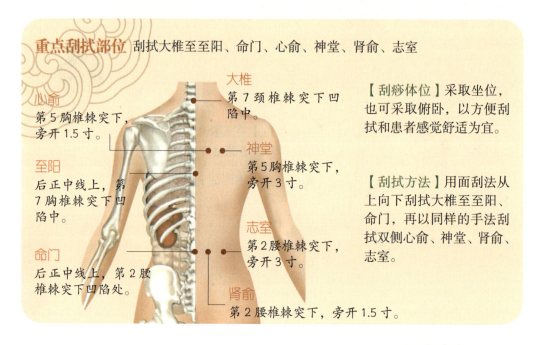

心俞
第5胸椎棘突下，旁开1.5寸。

至阳
后正中线上，第7胸椎棘突下凹陷中。

命门
后正中线上，第2腰椎棘突下凹陷处。

大椎
第7颈椎棘突下凹陷中。

神堂
第5胸椎棘突下，旁开3寸。

志室
第2腰椎棘突下，旁开3寸。

肾俞
第2腰椎棘突下，旁开1.5寸。

【刮痧体位】采取坐位，也可采取俯卧，以方便刮拭和患者感觉舒适为宜。

【刮拭方法】用面刮法从上向下刮拭大椎至至阳、命门，再以同样的手法刮拭双侧心俞、神堂、肾俞、志室。

重点刮拭部位 刮拭膻中

【刮痧体位】采取坐位，也可采取仰卧，以方便刮拭和患者感觉舒适为宜。

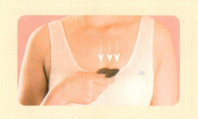

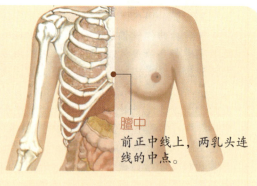

膻中
前正中线上，两乳头连线的中点。

【刮拭方法】用单角刮法从上向下刮拭膻中。

重点刮拭部位 刮拭阳池、内关

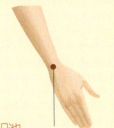 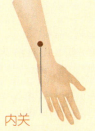

阳池
腕背横纹中，当指伸肌腱的尺侧缘凹陷处。

内关
曲泽与大陵的连线上，腕横纹上2寸，掌长肌腱与桡侧腕屈肌腱之间。

【刮痧体位】采取坐位，以方便刮拭和患者感觉舒适为宜。

【刮拭方法】用面刮法从上向下刮拭阳池、内关。

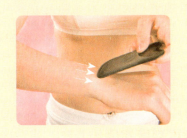

重点刮拭部位 刮拭足三里、大钟、公孙、太白

【刮痧体位】采取坐位，以方便刮拭和患者感觉舒适为宜。

【刮拭方法】用平面按揉法按揉太白、公孙、大钟，用面刮法刮拭足三里。

公孙
第1跖骨基底部的前下方，赤白肉际处。

太白
足大趾本节（第1跖趾关节）后下方，赤白肉际凹陷处。

足三里
犊鼻下3寸，距胫骨前缘一横指（中指）。

大钟
内踝后下方，跟腱附着部的内侧前方凹陷处。

温馨小贴士
WEN XIN XIAO TIE SHI

刮痧对改善阳虚体质有较好的疗效。在预防和护理方面要注意以下几点。

1. 精神调养。阳气不足的人常表现出情绪不佳，如肝阳虚者善恐、心阳虚者善悲。因此，要善于调节自己的情绪，消除或减少不良情绪的影响。

2. 起居调养。起居要保暖，特别是背部及下腹丹田部位，避免长时间待在空调房，防止出汗过多，在阳光充足的情况下适当进行户外活动。运动避风寒，避免在大风、大寒、大雾、大雪及空气污染的环境中锻炼。

阳虚体质者身体较弱，每次刮拭部位不可过多，时间不可超过20分钟，每个部位只要局部有热感或出少量痧即可。由于该体质者肌肉松软，应用补法刮拭，可在重点穴区短时间选取平补平泻法，禁用泻法。

阴虚

　　阴虚指精血或津液亏损的病理现象。阴虚体质就是由于体内津液、精血等阴液亏少，以阴虚内热等表现为主要特征的体质。阴虚体质的人，常见形体消瘦，平时常感到口干舌燥、舌质偏红，吃辛热食物或熬夜易上火，常出现咽痛、口舌生疮、失眠、头昏眼花，也容易心烦气躁、脾气差、皮肤枯燥无光泽、盗汗、手足易冒汗发热、小便黄、粪便硬、常便秘等。虽称不上重病、大病，但这些症状却对阴虚体质的人造成了极大的困扰。刮拭背部及四肢相关穴位可以清泄虚热，清除体内虚火，益气养阴，从而有效改善阴虚体质。

重点刮拭部位 刮拭厥阴俞、心俞、肾俞

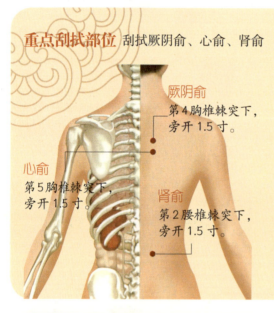

厥阴俞
第4胸椎棘突下，旁开1.5寸。

心俞
第5胸椎棘突下，旁开1.5寸。

肾俞
第2腰椎棘突下，旁开1.5寸。

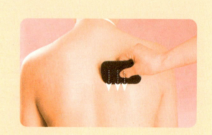

【刮痧体位】采取坐位，也可采取俯卧，以方便刮拭和患者感觉舒适为宜。

【刮拭方法】用面刮法从上向下刮拭双侧厥阴俞、心俞、肾俞。

重点刮拭部位 刮拭内关、列缺、太渊

【刮痧体位】采取坐位，以方便刮拭和患者感觉舒适为宜。

【刮拭方法】用面刮法从上向下刮拭内关、列缺、太渊。

内关
曲泽与大陵的连线上，腕横纹上2寸，掌长肌腱与桡侧腕屈肌腱之间。

列缺
桡骨茎突上方，腕横纹上1.5寸处。

太渊
腕掌侧横纹桡侧端，桡动脉搏动处。

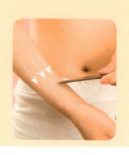

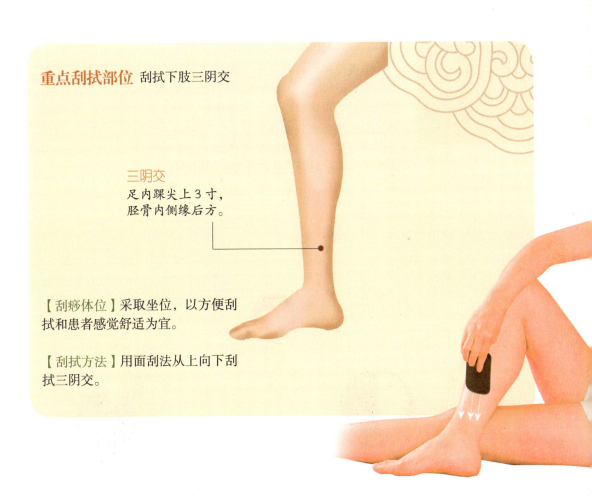

重点刮拭部位 刮拭下肢三阴交

三阴交
足内踝尖上3寸，
胫骨内侧缘后方。

【刮痧体位】采取坐位，以方便刮
拭和患者感觉舒适为宜。

【刮拭方法】用面刮法从上向下刮
拭三阴交。

温馨小贴士
WEN XIN XIAO TIE SHI

　　刮痧对改善阴虚体质有较好的疗效。在预
防和护理方面要注意以下几点。

　　1.精神调养。平时宜克制情绪，遇事要冷
静，正确对待顺境和逆境。可以用练书法、下
棋来怡情悦性，用旅游来寄情山水、陶冶情操。
平时多听一些曲调舒缓、轻柔、抒情的音乐。
防止恼怒。

　　2.起居调养。阴虚体质的人要避免工作过
度劳累，少熬夜，要顺应昼夜变化，保证正常
的睡眠时间。宜节制房事。戒烟酒。

　　阴虚体质者进
行刮痧时，刮拭时
间不宜过长，每个
部位只要局部有热
感或出少量痧即可，
刮拭部位不可过多。
宜选用补法或平补
平泻法刮拭，禁用
泻法。

阳 盛

　　阳盛是指机体浮现阳气偏盛，身体性能亢奋，并以邪热为表象的病理状况。阳盛体质者形体壮实，以面赤时烦、声高气粗、喜凉怕热、口渴喜冷饮、小便热赤、大便熏臭为特点。若病则易从阳化热，而见高热、脉洪大、大渴、饮冷等。刮拭头背部及四肢相关穴位，有助于清热泻火，润燥通便，宣泄体内过盛的阳气，平衡阴阳，从而有效改善阳盛体质。

重点刮拭部位 刮拭百会、头维、风池

头维
头侧部，额角发际上0.5寸，头正中线旁开4.5寸。

百会
前发际正中直上5寸，或两耳尖连线的中点处。

风池
枕骨之下，与风府相平，胸锁乳突肌与斜方肌上端之间的凹陷处。

【刮痧体位】采取坐位，以方便刮拭和患者感觉舒适为宜。

【刮拭方法】用泻法按梳头顺序刮拭全头，再用单角刮法重点刮拭百会、头维、风池。

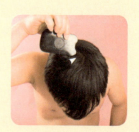

重点刮拭部位 刮拭大椎至身柱、肺俞、心俞、肝俞、胆俞、胃俞

大椎
第7颈椎棘突下凹陷中。

身柱
后正中线上，第3胸椎棘突下凹陷中。

肝俞
第9胸椎棘突下，旁开1.5寸。

胃俞
第12胸椎棘突下，旁开1.5寸。

肺俞
第3胸椎棘突下，旁开1.5寸。

心俞
第5胸椎棘突下，旁开1.5寸。

胆俞
第10胸椎棘突下，旁开1.5寸。

【刮痧体位】采取坐位，也可采取俯卧，以方便刮拭和患者感觉舒适为宜。

【刮拭方法】用面刮法从上向下刮拭大椎至身柱，双侧肺俞、心俞、肝俞、胆俞、胃俞。

重点刮拭部位 刮拭曲池、合谷、商阳

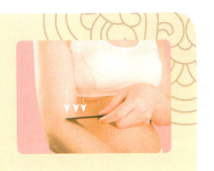

曲池
肘横纹的外侧端，屈肘时尺泽与肱骨外上髁连线的中点处。

合谷
第1、第2掌骨间，第2掌骨桡侧的中点处。

商阳
食指末节桡侧，距指甲角0.1寸。

【刮痧体位】采取坐位，以方便刮拭和患者感觉舒适为宜。

【刮拭方法】用面刮法从上向下刮拭曲池、合谷、商阳。

重点刮拭部位 刮拭阳陵泉、光明

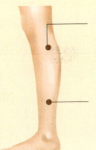

阳陵泉
小腿外侧，腓骨头前下方凹陷处。

光明
小腿外侧，外踝尖上5寸，腓骨前缘。

【刮痧体位】采取坐位，以方便刮拭和患者感觉舒适为宜。

【刮拭方法】用面刮法从上向下刮拭阳陵泉、光明。

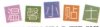

温馨小贴士
WEN XIN XIAO TIE SHI

　　刮痧对改善阳盛体质有较好的疗效。在预防和护理方面要注意以下几点。

　　1.精神调养。阳盛之人易冲动、发怒，故平日要加强道德修养和意志锻炼，培养良好的性格，用意识控制自己，用理性克服情绪上的冲动。

　　2.体育锻炼。积极参加体育活动，让多余阳气散发出去。游泳是首选项目，此外，还有跑步、武术、球类运动等，也可根据爱好选择进行。

　　阳盛体质出现的燥热现象是热过盛的实火，在刮拭时应选用平补平泻法，按压力可适当加大。

气郁

人体之气是人生命运动的根本和动力。生命活动的维持，必须依靠气。人体的气，除与先天禀赋、后天环境及饮食营养相关以外，还与肾、脾、胃、肺的生理功能密切相关。所以机体的各种生理活动，实质上都是气在人体内运动的具体体现。当气不能外达而结聚于内时，便形成"气郁"。气郁体质者形体消瘦或偏胖，面色苍暗或萎黄；平素性情急躁易怒，易于激动，或忧郁寡欢，胸闷不舒；舌淡红，苔白，脉弦；一旦生病则胸肋胀痛或窜痛；有时乳房及小腹胀痛，月经不调，痛经；咽中梗阻，如有异物；或颈项瘿瘤；胃脘胀痛，泛吐酸水，呃逆嗳气；腹痛肠鸣，大便泄利不爽；体内之气逆行，头痛眩晕。中医认为，气郁多由忧郁烦闷、心情不舒畅导致。长期气郁会导致血循环不畅，严重影响健康。刮拭胸腹部、背部及四肢相关穴位可以疏肝利胆、行气活血、解郁除烦，促进体内气机调畅，从而有效改善气郁体质。

重点刮拭部位 刮拭肝俞至胆俞、魂门至阳纲

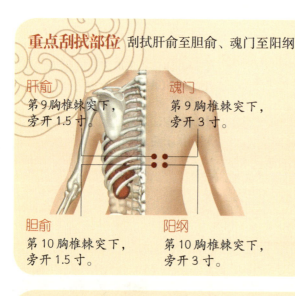

肝俞
第9胸椎棘突下，旁开1.5寸。

魂门
第9胸椎棘突下，旁开3寸。

胆俞
第10胸椎棘突下，旁开1.5寸。

阳纲
第10胸椎棘突下，旁开3寸。

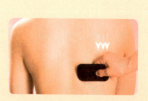

【刮痧体位】可采取坐位，也可采取俯卧，以方便刮拭和患者感觉舒适为宜。

【刮拭方法】用面刮法从上向下刮拭双侧肝俞至胆俞、魂门至阳纲。

重点刮拭部位 刮拭膻中、期门、章门

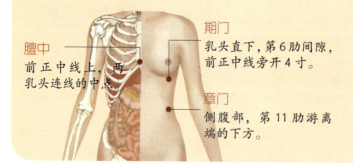

膻中
前正中线上，两乳头连线的中点。

期门
乳头直下，第6肋间隙，前正中线旁开4寸。

章门
侧腹部，第11肋游离端的下方。

【刮痧体位】可采取坐位，也可采取侧卧或仰卧，以方便刮拭和患者感觉舒适为宜。

【刮拭方法】用单角刮法从上向下刮拭膻中，再用平刮法从左向右刮拭期门、章门。

重点刮拭部位 刮拭支沟、外关

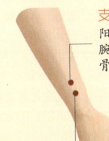

支沟
阳池与肘尖的连线上，腕背横纹上3寸，尺骨与桡骨之间。

外关
阳池与肘尖的连线上，腕背横纹上2寸，尺骨与桡骨之间。

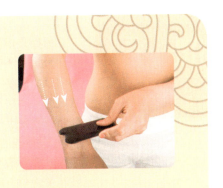

【刮痧体位】可采取坐位，以方便刮拭和患者感觉舒适为宜。

【刮拭方法】用面刮法从上向下刮拭支沟至外关。

重点刮拭部位 刮拭阳陵泉至外丘、曲泉至蠡沟

曲泉
膝关节内侧面横纹内侧端，股骨内侧髁的后缘，半腱肌、半膜肌止端的前缘凹陷处。

阳陵泉
腓骨头前下方凹陷处。

外丘
外踝尖上7寸，腓骨前缘，平阳交。

蠡沟
足内踝尖上5寸，胫骨内侧面的中央。

【刮痧体位】可采取坐位，以方便刮拭和患者感觉舒适为宜。

【刮拭方法】用面刮法从上向下刮拭阳陵泉至外丘、曲泉至蠡沟。

　　根据身体状况的不同，气郁体质者出痧可多可少，对于不易出痧者，只要毛孔微微张开或局部发热即可停止刮拭。

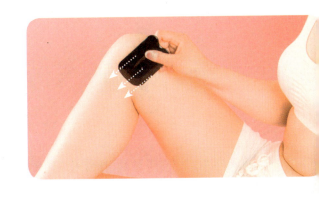

血瘀

血瘀是指因经脉的血液不能及时排出和消散,而停留于体内,或血液运行不畅,瘀积于经脉或脏腑组织器官之内,从而出现一系列以血液瘀滞为表现的病理状态。血瘀体质者一般多形体偏瘦,表现为面色晦滞、口唇色暗、眼眶暗黑、肌肤甲错、易出血、舌紫暗或有瘀点、脉细涩或结代。若病则上述表现加重,可有头、胸、胁、小腹或四肢等处刺痛,口唇青紫或有出血倾向,如吐血、黑便等,或腹内有症瘕积块,妇女痛经、经闭、崩漏等。刮拭胸背部及四肢相关穴位,可以疏通经络、活血化瘀,改善各脏腑器官因血液循环不畅引起的气血瘀滞症状,从而有效改善血瘀体质。

重点刮拭部位 刮拭大椎、天宗、心俞、膈俞、肝俞、胆俞

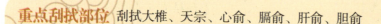

大椎
第7颈椎棘突下凹陷中。

天宗
冈下窝中央凹陷处,与第4胸椎相平。

心俞
第5胸椎棘突下,旁开1.5寸。

膈俞
第7胸椎棘突下,旁开1.5寸。

胆俞
第10胸椎棘突下,旁开1.5寸。

肝俞
第9胸椎棘突下,旁开1.5寸。

【刮痧体位】可采取坐位,也可采取俯卧,以方便刮拭和患者感觉舒适为宜。

【刮拭方法】用面刮法从上向下刮拭大椎,双侧天宗、心俞至膈俞、肝俞、胆俞。

重点刮拭部位 刮拭膻中至中庭

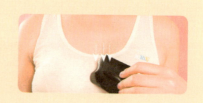

膻中
前正中线上,两乳头连线的中点。

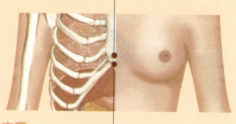

中庭
前正中线上,平第5肋间,即胸剑结合部。

【刮痧体位】可采取坐位,也可采取仰卧,以方便刮拭和患者感觉舒适为宜。

【刮拭方法】用单角刮法从上向下刮拭膻中至中庭。

重点刮拭部位 刮拭少海、曲泽、尺泽

尺泽
肘横纹中，肱二头肌腱桡侧凹陷处。

少海
肘横纹内侧端与肱骨内上髁连线的中点处。

曲泽
肘横纹中，肱二头肌腱的尺侧缘。

【刮痧体位】可采取坐位，以方便刮拭和患者感觉舒适为宜。

【刮拭方法】用面刮法从上向下刮拭曲泽、少海、尺泽。

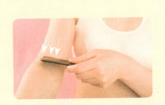

重点刮拭部位 刮拭血海、足三里

足三里
犊鼻下3寸，距胫骨前缘一横指（中指）处。

血海
髌底内侧端上2寸，股四头肌内侧头的隆起处。

【刮痧体位】可采取坐位，以方便刮拭和患者感觉舒适为宜。

【刮拭方法】用面刮法从上向下刮拭血海、足三里。

若每次刮痧均为紫红色、暗青色痧象，并伴有严重疼痛感时，需警惕潜在的体内病理变化，应及时到医院做进一步的检查。

痰　湿

　　痰湿体质也称为迟冷质，多由饮食不当或疾病困扰导致。痰湿体质是目前比较常见的一种体质类型，当人体脏腑、阴阳失调，气血津液运化失调，易形成痰湿时，便可以认为这种体质状态为痰湿体质，多见于肥胖人群。该体质的人常表现有体形肥胖，腹部肥满松软，面部皮肤油脂较多，多汗且黏，胸闷，痰多，面色淡黄而暗，眼胞微浮，容易困倦，平素舌体胖大，舌苔白腻或甜，身重不爽，喜食肥甘，大便正常或不实，小便不多或微浑。刮拭胸腹部、背腰部及四肢相关穴位，可以健脾益气、振奋阳气、促进水液代谢，利湿化痰，从而有效改善痰湿体质。

重点刮拭部位 刮拭肺俞、脾俞、三焦俞、肾俞、膀胱俞

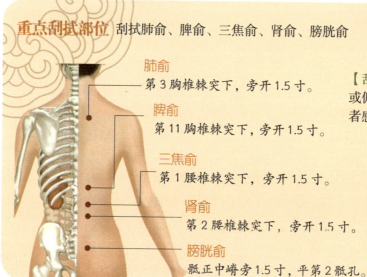

肺俞
第3胸椎棘突下，旁开1.5寸。

脾俞
第11胸椎棘突下，旁开1.5寸。

三焦俞
第1腰椎棘突下，旁开1.5寸。

肾俞
第2腰椎棘突下，旁开1.5寸。

膀胱俞
骶正中嵴旁1.5寸，平第2骶孔。

【刮痧体位】可采取坐位或俯卧，以方便刮拭和患者感觉舒适为宜。

【刮拭方法】用面刮法从上向下刮拭双侧肺俞、脾俞、三焦俞、肾俞、膀胱俞。

重点刮拭部位 刮拭胸腹部中府、上脘至下脘、石门至关元、章门

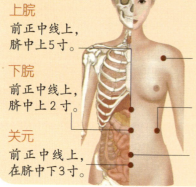

上脘
前正中线上，脐中上5寸。

下脘
前正中线上，脐中上2寸。

关元
前正中线上，在脐中下3寸。

中府
胸前壁的外上方，云门下1寸，前正中线旁开6寸。

章门
侧腹部，第11肋游离端的下方。

石门
前正中线上，脐中下2寸。

【刮痧体位】采取仰卧，以方便刮拭和患者感觉舒适为宜。

【刮拭方法】用面刮法从上向下刮拭两侧中府，上脘至下脘，石门至关元；再用面刮法从里向外刮拭双侧章门。

重点刮拭部位 刮拭列缺至太渊

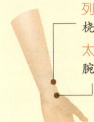

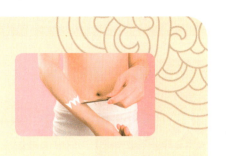

列缺
桡骨茎突上方，腕横纹上1.5寸处。

太渊
腕掌侧横纹桡侧端，桡动脉搏动处。

【刮痧体位】采取坐位，以方便刮拭和患者感觉舒适为宜。

【刮拭方法】用面刮法从上向下刮拭列缺至太渊。

重点刮拭部位 刮拭足三里、阴陵泉、三阴交、公孙、丰隆

阴陵泉
胫骨内侧髁后下方凹陷处。

足三里
犊鼻下3寸，距胫骨前缘一横指（中指）处。

三阴交
足内踝尖上3寸，胫骨内侧缘后方。

公孙
第1跖骨基底部的前下方，赤白肉际处。

丰隆
外踝尖上8寸，条口外，距胫骨前缘二横指（中指）处。

【刮痧体位】采取坐位，以方便刮拭和患者感觉舒适为宜。

【刮拭方法】用面刮法从上向下刮拭足三里、丰隆、阴陵泉、三阴交、公孙。

温馨小贴士
WEN XIN XIAO TIE SHI

痰湿体质者，形体多肥胖。运动可使气机调畅，有利于津液的运行与代谢，从而改善体质。一般宜选择强度中等的运动；若选择强度比较小的运动项目进行锻炼，则每天运动时间应该适当延长，在保证足够的运动量时，减肥效果才能出来。登山、慢跑、自行车、乒乓球、羽毛球、网球、武术、游泳、健身舞蹈等都可选择。对于体重超重，陆地运动能力极差的人，游泳是较好的选择。

痰湿体质者刮痧时，只要局部毛孔微张或局部有热感即可停止刮拭，不可为追求出痧而刮拭时间过长。

大脑疲劳

大脑劳累过度，氧气供给不足，人就会出现头昏、思维能力下降、记忆力减退、头痛、咽喉痛、关节痛、睡眠紊乱及抑郁等多种躯体及精神神经症状。刮拭头部相关穴位及各疼痛点，有助于头部血液循环，从而改善大脑疲劳的相关症状。

重点刮拭部位 刮拭百会、风池

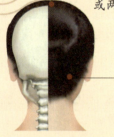

百会
前发际正中直上5寸，或两耳尖连线的中点处。

风池
枕骨之下，与风府相平，胸锁乳突肌与斜方肌上端之间的凹陷处。

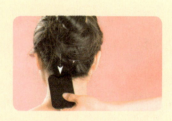

【刮痧体位】采取坐位，以方便刮拭和患者感觉舒适为宜。

【刮拭方法】用单角刮法刮拭百会、风池。

重点刮拭部位 刮拭头部各疼痛点

【刮痧体位】采取坐位，以方便刮拭和患者感觉舒适为宜。

【刮拭方法】用面刮法按照侧头部、头顶部、后头部的顺序，刮拭至全头皮发热即可，注意寻找疼痛点并重点刮拭。

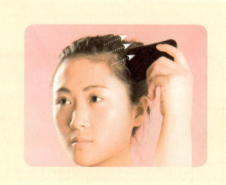

在进行头部刮拭时，最好选择每天早晨或大脑疲劳时进行，睡前不要刮拭，特别是患神经衰弱和失眠的人。

健忘

健忘是指记忆力差、遇事易忘的症状。主要分为器质性健忘和功能性健忘两大类。器质性健忘是指由于大脑皮层记忆神经出了毛病，包括脑肿瘤、脑外伤、脑炎等，造成记忆力减退或丧失；或某些全身性疾病，如内分泌功能障碍、营养不良、慢性中毒等，也会损害大脑，造成健忘。功能性健忘是指大脑皮层记忆功能出了问题。成年人由于肩负工作重任，精力往往不易集中，学了东西，不如青少年时期记忆牢固，这类健忘也称为功能性健忘。中医认为，健忘与心、脾、肾有关，多由思虑、劳累过度导致心脾不足，或年龄大，精亏髓减，致脑失所养而引起。刮拭身体相关部位，可以养精填髓、益气养血、化痰通窍、滋阴补肾、祛痰醒脑，从而达到治疗的目的。

重点刮拭部位 刮拭百会、太阳

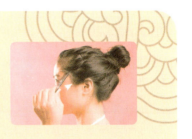

百会
前发际正中直上 5 寸，或两耳尖连线的中点处。

太阳
眉梢与目外眦之间，向后约一横指的凹陷处。

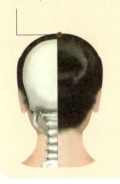
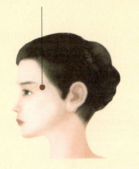

【刮痧体位】采取坐位，以方便刮拭及患者感觉舒适为宜。

【刮拭方法】用单角刮法刮拭百会，再用平面按揉法按揉太阳。

重点刮拭部位 刮拭内关、神门

【刮痧体位】采取坐位，以方便刮拭及患者感觉舒适为宜。

【刮拭方法】用面刮法从上向下刮拭内关、神门。

内关
曲泽与大陵的连线上，腕横纹上2寸，掌长肌腱与桡侧腕屈肌腱之间。

神门
腕掌侧横纹尺侧端，尺侧腕屈肌腱的桡侧凹陷处。

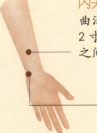

重点刮拭部位 刮拭天柱、膏肓俞、心俞、肾俞、志室

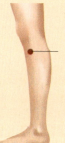

心俞
第5胸椎棘突下，旁开1.5寸。

天柱
在项部，斜方肌外缘之后发际凹陷中，约当后发际正中旁开1.3寸。

膏肓俞
第4胸椎棘突下，旁开3寸。

肾俞
第2腰椎棘突下，旁开1.5寸。

志室
第2腰椎棘突下，旁开3寸。

【刮痧体位】采取坐位或俯卧，以方便刮拭及患者感觉舒适为宜。

【刮拭方法】用面刮法从上向下刮拭双侧天柱、心俞、膏肓俞、肾俞、志室。

重点刮拭部位 刮拭足三里、太溪

太溪
在足内侧，内踝后方，当内踝尖与跟腱之间的凹陷处。

足三里
犊鼻下3寸，距胫骨前缘一横指（中指）处。

【刮痧体位】采取坐位，以方便刮拭及患者感觉舒适为宜。

【刮拭方法】用面刮法从上向下刮拭足三里，再用平面按揉法按揉双侧太溪。

温馨小贴士
WEN XIN XIAO TIE SHI

在调整和预防方面要注意以下几点。

1. 养成好的生活习惯，经常运动锻炼。运动可增加大脑的氧气量，能清醒头脑，增强记忆力。养成良好的生活习惯，避免生物钟的紊乱与失调，保证睡眠时间和质量尤其重要。充足的睡眠可及时补充大脑的能量。

2. 从饮食方面来讲，造成记忆力低下的元凶是甜食和咸食，而多吃维生素、矿物质、纤维丰富的蔬菜水果可以提高记忆力。银杏叶提取物可以提高大脑活力、注意力，对增强记忆力有一定帮助。

刮痧治疗健忘，每周刮拭1~2次，一般15次为1个疗程。

神经衰弱是由于大脑神经活动长期处于紧张状态，导致大脑兴奋与抑制功能失调而产生的一组以精神易兴奋、情绪不稳定等症状为特点的神经功能性障碍。主要表现为精神萎靡、疲乏无力、困倦思睡、头昏脑涨、注意力不集中、记忆力减退、近事遗忘等。中医认为，神经衰弱多由心脾两虚或阴虚火旺导致。刮拭身体相关穴位，可以疏通气血、镇静安神，从而达到治疗的目的。

神经衰弱

重点刮拭部位 刮拭百会、太阳、印堂、睛明

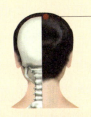

百会
前发际正中直上5寸，或两耳尖连线的中点处。

太阳
眉梢与目外眦之间，向后约一横指的凹陷处。

印堂
两眉头连线的中点处。

睛明
目内眦角稍上方凹陷处。

【刮痧体位】采取坐位，以方便刮拭和患者感觉舒适为宜。

【刮拭方法】以单角刮法刮拭百会，用平面按揉法按揉印堂、太阳，再用垂直按揉法按揉睛明。

重点刮拭部位 刮拭风府、心俞、胆俞、脾俞、肾俞

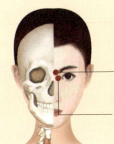

风府
后发际正中直上1寸，枕外隆凸直下，两侧斜方肌之间凹陷处。

心俞
第5胸椎棘突下，旁开1.5寸。

胆俞
第10胸椎棘突下，旁开1.5寸。

脾俞
第11胸椎棘突下，旁开1.5寸。

肾俞
第2腰椎棘突下，旁开1.5寸。

【刮痧体位】采取坐位或俯卧，以方便刮拭和患者感觉舒适为宜。

【刮拭方法】用面刮法从上向下刮拭风府，以及双侧心俞、胆俞、脾俞、肾俞。

重点刮拭部位 刮拭膻中、期门、章门

膻中
前正中线上，两乳头连线的中点。

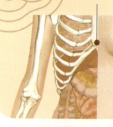

期门
乳头直下，第6肋间隙，前正中线旁开4寸。

章门
第11肋游离端的下方。

【刮痧体位】采取仰卧，以方便刮拭和患者感觉舒适为宜。

【刮拭方法】用单角刮法从上向下刮拭膻中，再以面刮法从里向外刮拭期门、章门。

重点刮拭部位 刮拭曲池、内关

【刮痧体位】采取坐位，以方便刮拭和患者感觉舒适为宜。

【刮拭方法】用面刮法从上向下刮拭曲池、内关。

曲池
屈肘时尺泽与肱骨外上髁连线的中点处。

内关
曲泽与大陵的连线上，腕横纹上2寸，掌长肌腱与桡侧腕屈肌腱之间。

重点刮拭部位 刮拭血海、三阴交、行间

血海
髌底内侧端上2寸，股四头肌内侧头的隆起处。

行间
第1、第2趾间，趾蹼缘的后方，赤白肉际处。

三阴交
当足内踝尖上3寸，胫骨内侧缘后方。

【刮痧体位】采取坐位，以方便刮拭和患者感觉舒适为宜。

【刮拭方法】用面刮法从上向下刮拭血海、三阴交，再用垂直按揉法按揉行间。

刮痧治疗神经衰弱，每周刮拭1～2次，一般15次为1个疗程。

焦虑烦躁会导致食欲不振、免疫力下降等，男性会出现性功能障碍，女性会出现月经不调、乳腺增生、更年期综合征症状加重、面部出现黄褐斑等。中医认为，很多情况下焦虑烦躁的出现与肝郁化火有关。刮拭肝俞、胆俞可疏泄风热，解郁安神；刮拭魂门可有效缓解心烦、胸闷；刮拭期门可理气化痰、通经活络。

重点刮拭部位 刮拭肝俞、魂门、胆俞

肝俞
第9胸椎棘突下，旁开1.5寸。

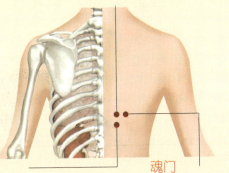

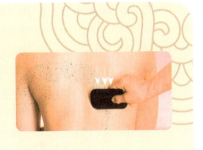

胆俞
第10胸椎棘突下，旁开1.5寸。

魂门
第9胸椎棘突下，旁开3寸。

【刮痧体位】采取坐位，也可采取俯卧，以方便刮拭和患者感觉舒适为宜。

【刮拭方法】用面刮法从上向下刮拭双侧肝俞、魂门、胆俞。

重点刮拭部位 刮拭期门

【刮痧体位】可采取坐位，也可采取仰卧，以方便刮拭和患者感觉舒适为宜。

【刮拭方法】用面刮法从里向外刮拭期门。

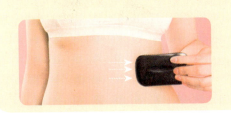

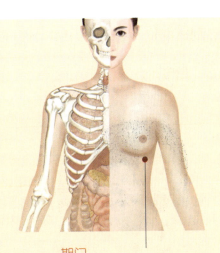

期门
乳头直下，第6肋间隙，前正中线旁开4寸。

眼疲劳

眼疲劳是一种眼科常见病，它所引起的眼干、眼涩、眼酸胀、视物模糊甚至视力下降直接影响着人的工作与生活。中医认为，"肝开窍于目"，眼疲劳与肝血不足、眼周的经络气血运行不畅有关。刮拭眼睛四周的几个重要穴位，可以快速改善眼部气血运行，缓解眼疲劳。

重点刮拭部位 刮拭睛明

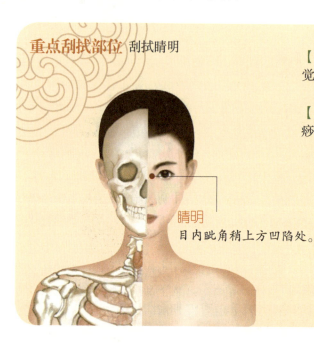

睛明
目内眦角稍上方凹陷处。

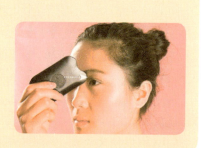

【刮痧体位】采取坐位，以患者感觉舒适为宜。

【刮拭方法】将少量刮痧乳涂在刮痧板边缘，用垂直按揉法按揉睛明。

重点刮拭部位 刮拭鱼腰、攒竹、瞳子髎

攒竹
当眉头凹陷中，额切迹处。

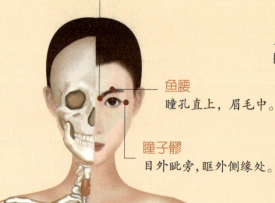

鱼腰
瞳孔直上，眉毛中。

瞳子髎
目外眦旁，眶外侧缘处。

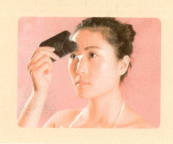

【刮痧体位】采取坐位，以患者感觉舒适为宜。

【刮拭方法】用平刮法从内眼角沿上眼眶经攒竹、鱼腰缓慢向外刮至瞳子髎，刮拭 5 ~ 10 下。

重点刮拭部位 刮拭承泣

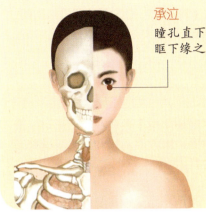

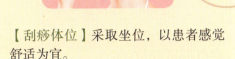

承泣
瞳孔直下，眼球与眶下缘之间。

【刮痧体位】采取坐位，以患者感觉舒适为宜。

【刮拭方法】用平刮法从内眼角沿下眼眶经承泣缓慢向外刮至瞳子髎，刮拭5～10下。

重点刮拭部位 刮拭风池

【刮痧体位】采取坐位，以患者感觉舒适为宜。

【刮拭方法】用单角刮法刮拭风池。

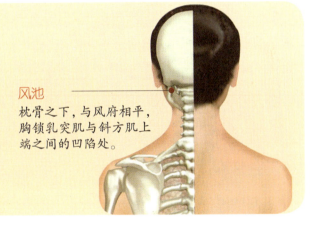

风池
枕骨之下，与风府相平，胸锁乳突肌与斜方肌上端之间的凹陷处。

温馨小贴士
WEN XIN XIAO TIE SHI

　　日常生活注意眼保健，可以预防眼睛干涩，若发病则症状也会减轻。方法是平时用眼得当，注意精神放松，感到眼睛疲劳时进行适当休息。家里的电视机、办公室的电脑都不应该摆放在高于眼睛水平的位置，因为眼睛水平视物不容易疲劳，对眼睛的损伤小。电脑最好要有防辐射屏幕保护。在电脑前工作的干眼症高危人群，应该常备眼贴，定期补水增加眼睛湿润度，以维持眼功能正常。

　　由于眼部皮肤非常娇嫩，刮拭以上部位时要在刮痧板边缘涂上刮痧乳。

心慌气短

心慌气短为自觉心中跳动不安的一种症状，俗称"心慌""心跳"。中医认为，本病的病因为中气不足导致的气血两虚。刮拭心俞可以调补心气，养心安神；刮拭神堂、膻中至巨阙可治胸闷；刮拭内关可理气宽胸、宁心安神；刮拭太渊可宣肺理气。

重点刮拭部位 刮拭心俞、神堂

心俞
第5胸椎棘突下，旁开1.5寸。

神堂
第5胸椎棘突下，旁开3寸。

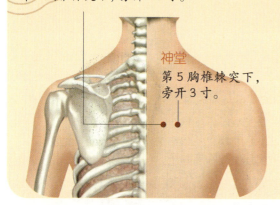

【刮痧体位】采取坐位，也可采取俯卧，以方便刮拭和患者感觉舒适为宜。

【刮拭方法】用面刮法从上向下刮拭双侧心俞、神堂。

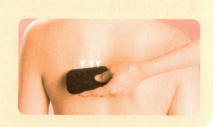

重点刮拭部位 刮拭膻中至巨阙

【刮痧体位】采取坐位，也可采取仰卧，以方便刮拭和患者感觉舒适为宜。

【刮拭方法】用单角刮法从上向下缓慢刮拭膻中至巨阙。

膻中
前正中线上，两乳头连线的中点。

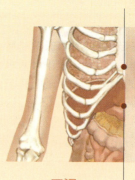

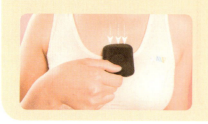

巨阙
前正中线上，脐中上6寸。

重点刮拭部位 刮拭内关、太渊

内关
曲泽与大陵的连线上，腕横纹上2寸，掌长肌腱与桡侧腕屈肌腱之间。

太渊
腕掌侧横纹桡侧端，桡动脉搏动处。

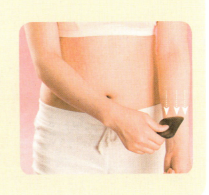

【刮痧体位】采取坐位，也可采取仰卧，以方便刮拭和患者感觉舒适为宜。

【刮拭方法】用面刮法刮拭内关、太渊。也可平面按揉法按揉内关。

温馨小贴士
WEN XIN XIAO TIE SHI

　　心慌气短者应合理安排自己的工作和生活，避免熬夜，即便是非要夜间工作，白天也要保障睡眠，特别是保障睡眠的质量；不要给自己施加太大的精神压力，适当增加一些运动，如散步、太极拳、体操等，特别是有氧运动，可以在清晨多呼吸一些新鲜空气；少进食含动物脂肪多的饮食，少进咸、辣食物和酒、浓茶、咖啡等，多喝水。

　　在需刮痧部位涂抹适量刮痧油，以防刮伤皮肤。

消化不良

消化不良多表现为上腹痛、上腹胀、早饱、嗳气、食欲不振、恶心、呕吐等，多由长期暴饮暴食、饮食积滞于胃导致。先天脾胃虚弱，消化功能较差的人，也容易出现消化不良，表现为长期面黄肌瘦、气短乏力、胃胀、胃痛隐隐、稍不注意就腹泻等。中医认为，该病属于"痞满""郁证""反胃"等范畴。刮拭身体相关穴位，可以健脾和胃、理气解郁，从而达到治疗的目的。

重点刮拭部位 刮拭大椎至悬枢、脾俞至三焦俞

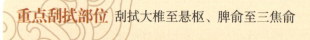

大椎
第 7 颈椎棘突下四陷中。

悬枢
后正中线上，第 1 腰椎棘突下四陷中。

脾俞
第 11 胸椎棘突下，旁开 1.5 寸。

三焦俞
第 1 腰椎棘突下，旁开 1.5 寸。

【刮痧体位】采取坐位或俯卧，以方便刮拭和患者感觉舒适为宜。

【刮拭方法】用面刮法从上向下刮拭大椎至悬枢，双侧脾俞至三焦俞。

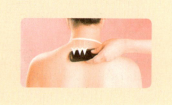

重点刮拭部位 刮拭中脘至气海、天枢、章门

【刮痧体位】采取仰卧，以方便刮拭和患者感觉舒适为宜。

【刮拭方法】用面刮法从上向下刮拭中脘至气海，双侧天枢、章门。

中脘
前正中线上，脐中上 4 寸。

章门
第 11 肋游离端的下方。

天枢
横平脐中，前正中线旁开 2 寸。

气海
前正中线上，脐中下 1.5 寸。

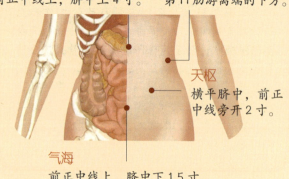

重点刮拭部位 刮拭四缝

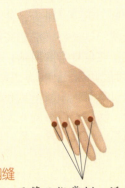

【刮痧体位】采取坐位，以方便刮拭和患者感觉舒适为宜。

【刮拭方法】用垂直按揉法按揉双手四缝。

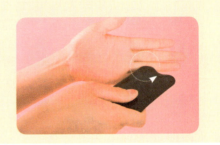

四缝
第2至第5指掌侧，近端指关节的中央，每手4穴，左右共8穴。

重点刮拭部位 刮拭足三里

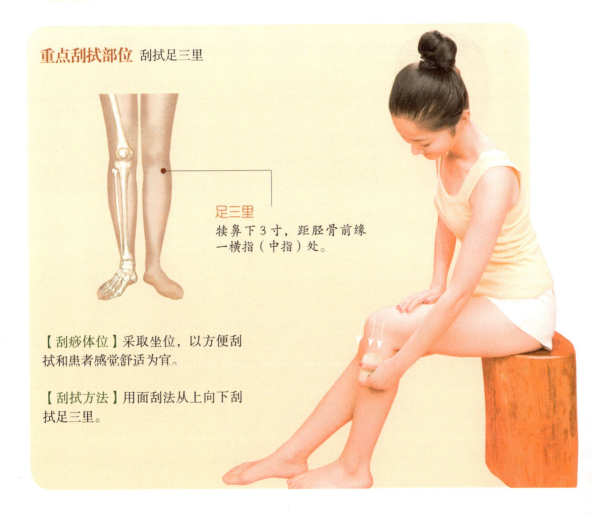

足三里
犊鼻下3寸，距胫骨前缘一横指（中指）处。

【刮痧体位】采取坐位，以方便刮拭和患者感觉舒适为宜。

【刮拭方法】用面刮法从上向下刮拭足三里。

便 秘

便秘是指大便次数减少，排便间隔时间过长，粪质干结，排便艰难，或粪质不硬，虽有便意，但便出不畅，多伴有腹部不适的病证。久坐少动、食物过于精细、缺少纤维等，使大肠运动缓慢，水分被吸收过多，导致粪便干结坚硬，滞留肠腔，排出困难。还有年老体弱，津液不足；或贪食辛辣厚味，胃肠积热；或水分缺乏；或多次妊娠、过度肥胖等，皆可导致便秘。中医认为，便秘主要由燥热内结、气机郁滞、津液不足和脾肾虚寒引起。刮拭迎香可调节肠胃功能；刮拭天枢可调节大肠功能；刮拭少商、商阳，有助于疏泄阳热，调理肠胃；足三里是胃的下合穴，上巨虚是大肠的下合穴，刮拭足三里至上巨虚具有调理肠胃的功能。

重点刮拭部位 刮拭迎香

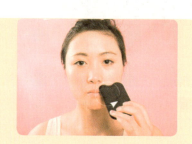

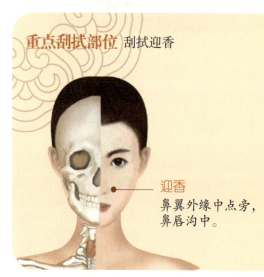

迎香
鼻翼外缘中点旁，
鼻唇沟中。

【刮痧体位】采取坐位，以方便刮拭和患者感觉舒适为宜。

【刮拭方法】在刮痧板边缘涂抹少量美容刮痧乳，用平面按揉法分别按揉两侧迎香。

重点刮拭部位 刮拭天枢

【刮痧体位】采取坐位，也可采取仰卧，以方便刮拭和患者感觉舒适为宜。

【刮拭方法】用面刮法从上向下刮拭天枢。

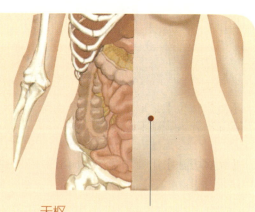

天枢
横平脐中，前正中线旁开2寸。

重点刮拭部位 刮拭少商、商阳

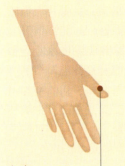
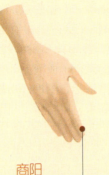

少商
拇指末节桡侧，距指甲角 0.1 寸。

商阳
食指末节桡侧，距指甲角 0.1 寸。

【刮痧体位】采取坐位，以方便刮拭和患者感觉舒适为宜。

【刮拭方法】用面刮法从上向下刮拭少商、商阳。

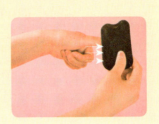

重点刮拭部位 刮拭足三里至上巨虚

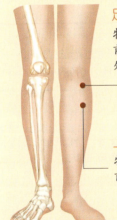

足三里
犊鼻下 3 寸，距胫骨前缘一横指（中指）处。

上巨虚
犊鼻下 6 寸，距胫骨前缘一横指（中指）。

【刮痧体位】采取坐位，以方便刮拭和患者感觉舒适为宜。

【刮拭方法】用面刮法从上向下刮拭足三里至上巨虚。

　　每个部位刮 3 ~ 5 分钟，一般不超过 10 分钟，待皮肤出现红点如粟，立即停止。刮痧治疗热秘、气秘、寒秘，疗效很明显；针对虚秘和习惯性便秘，如能长期坚持刮痧，同样会收到较好的效果。但要注意每次刮痧，都要等上次的痧完全消退了，才能再次刮痧。

手足冰冷

天气一冷，就感觉全身发冷，尤其是手脚冰凉得受不了。这种情况，就是中医所说的"阳虚"，也就是一般俗称的"冷底"或"寒底"。手足冰冷和心血管系统有很大的关系。如果心血管系统的功能出现障碍，就会影响血液运行，造成手足冰冷的情形。一般来说体形较瘦、虚寒体质的女性最容易出现手足冰冷的情形，因为这种类型的人末梢血液循环较差，容易使体温调节的机制紊乱，而手足冰冷正是自主神经功能调节不顺畅，血管变细引起的。而且脚趾、膝盖、肩膀和手指等部位，属于运动较多的关节区，脂肪、血管皆相对较少，热量容易散失。此外，压力过大、血糖太低、低血压、衣物不够保暖也会导致手足冰冷。中医认为，手足冰冷由气虚、血脉不充盈或气血运行不畅导致。刮拭身体相关穴位，有助于疏通经脉、活血通络，从而缓解手足冰冷的症状。

重点刮拭部位 刮拭阳池、劳宫

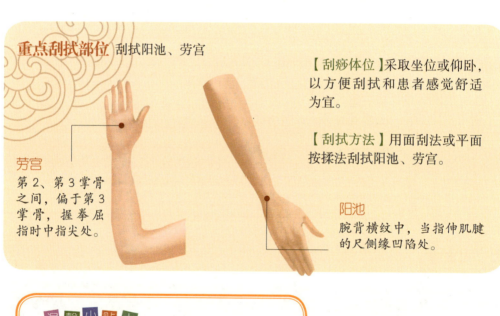

劳宫
第2、第3掌骨之间，偏于第3掌骨，握拳屈指时中指尖处。

阳池
腕背横纹中，当指伸肌腱的尺侧缘凹陷处。

【刮痧体位】采取坐位或仰卧，以方便刮拭和患者感觉舒适为宜。

【刮拭方法】用面刮法或平面按揉法刮拭阳池、劳宫。

温馨小贴士
WEN XIN XIAO TIE SHI

手足冰冷的人，可以采取以下措施。

1. 饮食上，要多吃点温补类的食物，少吃点寒凉性的食物或水果。

2. 穿着上，特别要注意腰腿部的保暖。如果下半身暖和了，那么上半身也不会感觉太冷。

3. 积极参加户外运动，放松心情。

4. 不要给自己太大的压力，学会合理减压。

如果手足皮肤干燥，可以在刮痧前涂抹少量的刮痧乳，以保护皮肤。

保健养生精神爽

中医认为，"脑为元神之府"，脑是精髓和神明高度汇聚之处。人之视觉、听觉、嗅觉、触觉、思维记忆力等，都有脑参与其中。这说明脑是人体极其重要的器官。大脑清醒、思维活跃、精力充沛是人人都希望的。刮拭头颈部的经穴，不仅能改善头部血液循环，益智健脑，延缓大脑衰老，还能调整和增强五脏六腑的功能，以及各中枢神经系统的功能，畅达全身阳气。

健脑益智

重点刮拭部位 刮拭百会

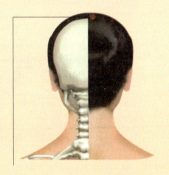

百会
前发际正中直上5寸，或两耳尖连线的中点处。

【刮痧体位】采取坐位或卧位，以患者感觉舒适为宜。

【刮拭方法】用面刮法从百会向前刮至发际处，再从百会向下刮后头部。

重点刮拭部位 刮拭耳朵上部发际边缘

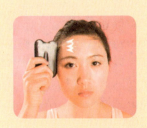

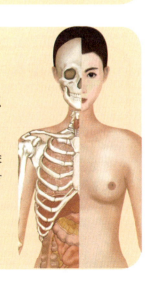

【刮痧体位】采取坐位或卧位，以患者感觉舒适为宜。

【刮拭方法】将刮痧板竖放在耳朵上部发际边缘，绕着耳朵像画问号一样，从前向后刮拭两侧头部。

重点刮拭部位 刮拭四神聪、头维、风池

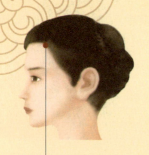
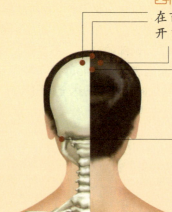

四神聪
在百会前、后、左、右各旁开1寸处，共有4个穴。

风池
枕骨之下，与风府相平，胸锁乳突肌与斜方肌上端之间的凹陷处。

头维
头侧部，额角发际上0.5寸，头正中线旁开4.5寸。

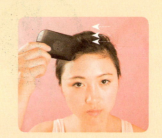

【刮痧体位】采取坐位或卧位，以患者感觉舒适为宜。

【刮拭方法】用单角刮法刮拭头维、四神聪、风池。

WEN XIN XIAO TIE SHI

饮食上要多吃易于消化又富于营养的食物，保证足够的蛋白质供应，辅助吃一些富含维生素B、维生素C的食物，如杏、香蕉、葡萄、橙，以及富含胆碱的食物，如鱼、西兰花等。

头部刮痧宜每日进行1～2次。刮拭时要有向下的按压力，但患有动脉硬化或糖尿病者，按压力要适当减小。最好在早晨或大脑疲劳时进行刮拭，不宜在临睡前刮拭，以免增加神经兴奋性，不易入睡。刮拭时应注意寻找并消除疼痛、结节等阳性反应。

中医认为，眼乃脏腑先天之精所成，为脏腑后天之精所养。过于激动，过于忧郁，过于生气，过于劳心费神都会引起体内阴阳失调，脏腑功能紊乱，气血失和，经络阻滞，导致眼营养渠道不畅通，目失所养，随之出现视物不清。刮痧通过疏通眼部周围的经脉气血，从而缓解眼疲劳、眼干涩，调节视力，预防眼部疾患。

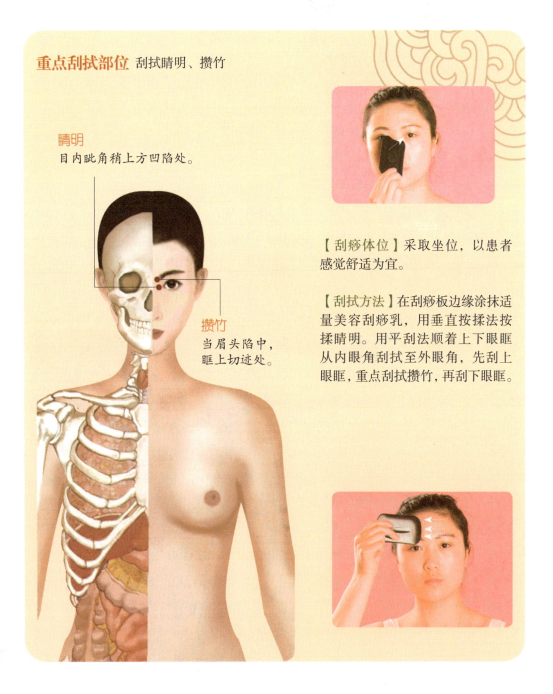

重点刮拭部位 刮拭睛明、攒竹

睛明
目内眦角稍上方凹陷处。

攒竹
当眉头陷中，眶上切迹处。

【刮痧体位】采取坐位，以患者感觉舒适为宜。

【刮拭方法】在刮痧板边缘涂抹适量美容刮痧乳，用垂直按揉法按揉睛明。用平刮法顺着上下眼眶从内眼角刮拭至外眼角，先刮上眼眶，重点刮拭攒竹，再刮下眼眶。

重点刮拭部位 刮拭鱼腰、瞳子髎、承泣、四白、太阳

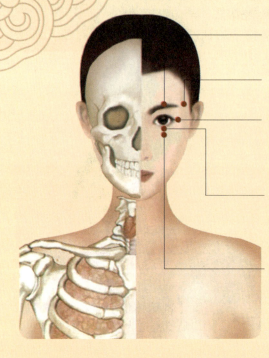

鱼腰
瞳孔直上，眉毛中。

太阳
眉梢与目外眦之间，向后约
一横指的凹陷处。

瞳子髎
目外眦旁，眶外侧缘处。

承泣
瞳孔直下，眼球与眶下缘
之间。

四白
瞳孔直下，眶下孔凹陷处。

【刮痧体位】采取坐位，以患者感
觉舒适为宜。

【刮拭方法】用平面按揉法依次按
揉瞳子髎、鱼腰、承泣、四白、太阳。

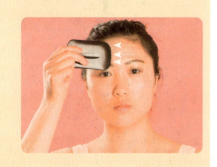

　　刮拭时要刮到局部微热，此时保健效果最好。宜每天刮拭 1 ~ 2
次。注意，刮痧时不要让刮痧乳进入眼内。

血脉指人体内流通血液的脉络，而血脉的健康关乎全身的新陈代谢。血脉不畅甚至瘀塞不通，可导致心脑血管病及其他多种疾病的发生，严重影响人体健康。刮拭胸背部、胸腹部及四肢相关穴位，可活血化瘀、益气养血，既可保持血脉的通畅，又能促进血液的化生，维护血脉的正常运行。

畅 通 血 脉

重点刮拭部位 刮拭肺俞、心俞

【刮痧体位】采取坐位，以方便刮拭和患者感觉舒适为宜。

【刮拭方法】用面刮法自上而下刮拭双侧肺俞、心俞。

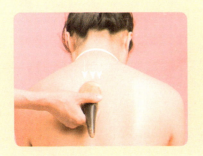

肺俞
第 3 胸椎棘突下，旁开 1.5 寸。

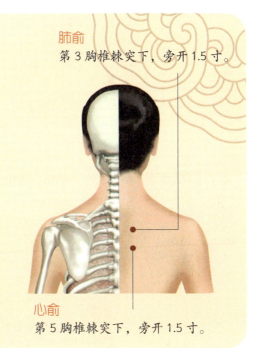

心俞
第 5 胸椎棘突下，旁开 1.5 寸。

重点刮拭部位 刮拭中府、膻中、巨阙

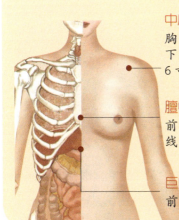

中府
胸前壁的外上方，云门下 1 寸，前正中线旁开 6 寸。

膻中
前正中线上，两乳头连线的中点。

巨阙
前正中线上，脐中上 6 寸。

【刮痧体位】可采取坐位，也可采取仰卧，以方便刮拭和患者感觉舒适为宜。

【刮拭方法】用单角刮法从上向下刮拭膻中、巨阙及双侧中府。

重点刮拭部位 刮拭少海、曲泽、尺泽

【刮痧体位】采取坐位，以方便刮拭和患者感觉舒适为宜。

【刮拭方法】用面刮法刮拭少海、曲泽、尺泽。

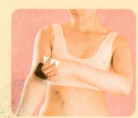

少海
肘横纹内侧端与肱骨内上髁连线的中点处。

曲泽
肘横纹中，肱二头肌腱的尺侧缘。

尺泽
肘横纹中，肱二头肌腱桡侧凹陷处。

重点刮拭部位 刮拭血海、委阳、委中、阴谷

血海
髌底内侧端上2寸，股四头肌内侧头的隆起处。

阴谷
腘窝内侧，屈膝时，半腱肌腱与半膜肌腱之间。

委中
腘横纹中点，股二头肌腱与半腱肌腱的中间。

委阳
腘横纹外侧端，股二头肌腱的内侧。

【刮痧体位】可采取坐位，以方便刮拭和患者感觉舒适为宜。

【刮拭方法】用面刮法从上向下刮拭血海、委阳、委中、阴谷。

经常刮拭胸背部及四肢等处穴位，无论是否出痧，都有助于血脉的畅通与运行，是很好的保健血脉的方法。

肺，位于胸中，上通喉咙，左右各一，在人体脏腑中位置最高，故称为"华盖"。因肺叶娇嫩，不耐寒热，易被邪侵，故又称"娇脏"。肺为魄之处，气之主，在五行属金。肺功能正常，机体的抗病能力就强，精力充沛，呼吸功能良好，不易感冒，皮肤滋润，二便排泄正常。肺功能减弱，则气短乏力，自汗畏风，面色淡白，皮肤干燥，口燥咽干，形体消瘦，排便不畅。刮拭背部及上肢相关穴位，可以益气养肺，维护和促进肺的生理功能，延缓呼吸器官的衰老，改善呼吸系统亚健康的症状。

重点刮拭部位 刮拭肺俞、魄户、大肠俞

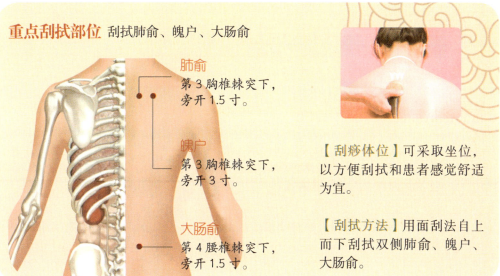

肺俞
第3胸椎棘突下，旁开1.5寸。

魄户
第3胸椎棘突下，旁开3寸。

大肠俞
第4腰椎棘突下，旁开1.5寸。

【刮痧体位】可采取坐位，以方便刮拭和患者感觉舒适为宜。

【刮拭方法】用面刮法自上而下刮拭双侧肺俞、魄户、大肠俞。

重点刮拭部位 刮拭尺泽至少商

【刮痧体位】可采取坐位，以方便刮拭和患者感觉舒适为宜。

【刮拭方法】用面刮法刮拭尺泽至少商。

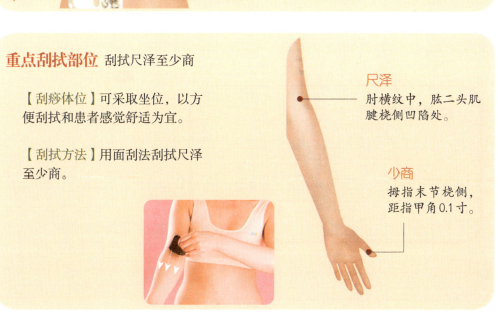

尺泽
肘横纹中，肱二头肌腱桡侧凹陷处。

少商
拇指末节桡侧，距指甲角0.1寸。

重点刮拭部位 刮拭偏历、列缺、太渊、合谷

偏历
前臂背面桡侧，阳溪与曲池的连线上，腕横纹上3寸。

列缺
桡骨茎突上方，腕横纹上1.5寸处。

【刮痧体位】可采取坐位，以方便刮拭和患者感觉舒适为宜。

太渊
腕掌侧横纹桡侧端，桡动脉搏动处。

合谷
第1、第2掌骨间，第2掌骨桡侧的中点处。

【刮拭方法】用面刮法重点刮拭偏历、列缺、太渊、合谷。

重点刮拭部位 刮拭曲池至商阳

【刮痧体位】可采取坐位，以方便刮拭和患者感觉舒适为宜。

曲池
屈肘时尺泽与肱骨外上髁连线的中点。

【刮拭方法】用面刮法从上向下刮拭曲池至商阳。

商阳
食指末节桡侧，距指甲角0.1寸。

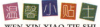
温馨小贴士
WEN XIN XIAO TIE SHI

　　肺的主要生理功能是进行体内外气体交换，吸清呼浊，即吸进氧气，呼出二氧化碳。所以，日常生活中肺的养生保健最重要的是保持空气的清新，如居住环境尽量挑选自然条件良好的地方。

　　若刮拭肺俞及其他相关部位时出现密集的深色痧斑、刺痛感或结节，提示肺脏气血瘀滞程度较重，为重度亚健康状态，须警惕疾病倾向，必要时去医院进一步检查、确诊，预防和治疗肺脏疾病。

中医认为，饮食入胃后，须依靠脾的运化功能，才能将水谷转化为精微物质，并依赖于脾的转输和散精功能，才能将水谷精微布散于全身，从而使五脏六腑、四肢百骸等各个组织、器官得到充足的营养，以维持正常的生理功能。胃的主要生理功能是受纳和腐熟水谷，运动特点是主通降，特性是喜润恶燥。若脾胃功能正常，则食欲良好，大便规律，身轻体健，口唇红润丰满。若脾胃功能减弱，则出现食欲不振，腹胀，便溏，消化不良，倦怠，消瘦等。刮拭背部、腹部及下肢相关穴位，可以促进消化系统的生理功能，延缓脾胃的衰老，改善脾胃的亚健康症状。

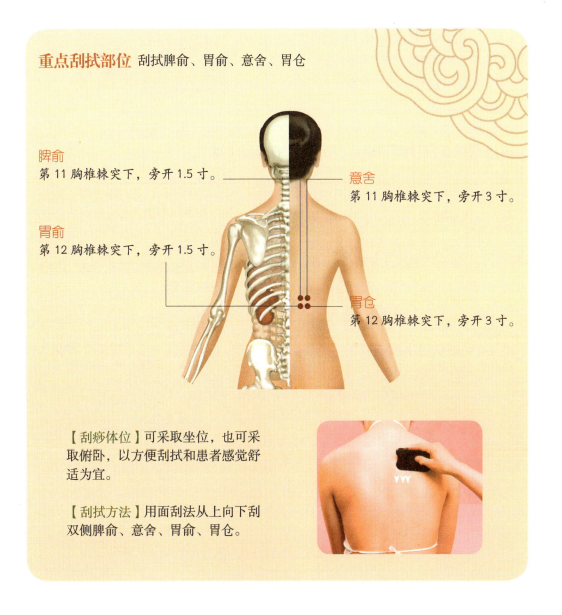

养脾健胃

重点刮拭部位 刮拭脾俞、胃俞、意舍、胃仓

脾俞
第 11 胸椎棘突下，旁开 1.5 寸。

意舍
第 11 胸椎棘突下，旁开 3 寸。

胃俞
第 12 胸椎棘突下，旁开 1.5 寸。

胃仓
第 12 胸椎棘突下，旁开 3 寸。

【刮痧体位】可采取坐位，也可采取俯卧，以方便刮拭和患者感觉舒适为宜。

【刮拭方法】用面刮法从上向下刮双侧脾俞、意舍、胃俞、胃仓。

重点刮拭部位 刮拭中脘、章门

中脘
前正中线上，脐中上4寸。

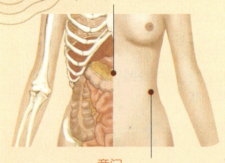

【刮痧体位】可采取坐位，也可采取仰卧，以方便刮拭和患者感觉舒适为宜。

【刮拭方法】用面刮法从上向下刮中脘及双侧章门。

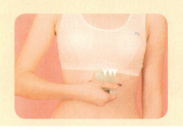

章门
第11肋游离端的下方。

重点刮拭部位 刮拭阴陵泉、足三里、丰隆、三阴交

阴陵泉
胫骨内侧髁后下方凹陷处。

【刮痧体位】采取坐位，以方便刮拭和患者感觉舒适为宜。

【刮拭方法】用面刮法从上向下刮拭阴陵泉、足三里、丰隆、三阴交。

三阴交
当足内踝尖上3寸，胫骨内侧缘后方。

足三里
犊鼻下3寸，距胫骨前缘一横指（中指）处。

丰隆
外踝尖上8寸，条口外，距胫骨前缘二横指（中指）处。

刮拭时，动作要慢，寻找并刮拭有疼痛或结节的部位。

　　肝脏是身体内以代谢功能为主的一个器官，并在身体里面起着去氧化、储存肝糖原、合成分泌性蛋白质等作用。胆附于肝之短叶间，与肝相连，主要功能为储存和排泄胆汁，并参与食物的消化。肝和胆又有经脉相互络属，互为表里。肝胆功能正常则眼睛明亮，脊椎、四肢灵活有力；功能失调则头晕目眩，耳鸣耳聋，烦躁易怒，口苦尿黄，双目干涩，失眠健忘。刮拭背部、胸腹部及下肢相关穴位，可以调畅全身气机，促进血脉通畅，维持和促进肝胆和消化系统的生理功能，延缓肝胆的衰老。

重点刮拭部位 刮拭肝俞、胆俞

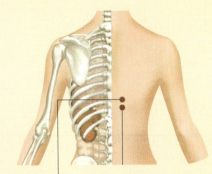

肝俞
第9胸椎棘突下，旁开1.5寸。

胆俞
第10胸椎棘突下，旁开1.5寸。

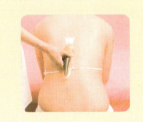

【刮痧体位】可采取坐位，也可采取俯卧，以方便刮拭和患者感觉舒适为宜。

【刮拭方法】用面刮法从上向下刮拭双侧肝俞、胆俞。

重点刮拭部位 刮拭期门、日月

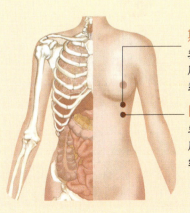

期门
乳头直下，第6肋间隙，前正中线旁开4寸。

日月
乳头直下，第7肋间隙，前正中线旁开4寸。

【刮痧体位】可采取坐位，也可采取仰卧，以方便刮拭和患者感觉舒适为宜。

【刮拭方法】用面刮法从里向外刮拭期门、日月。

重点刮拭部位 刮拭曲泉、阳陵泉、光明、大敦

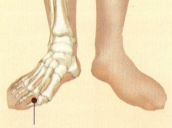

曲泉
膝关节内侧面横纹内侧端，
股骨内侧髁的后缘，半腱肌、
半膜肌止端的前缘凹陷处。

阳陵泉
腓骨头前下方凹陷处。

光明
外踝尖上 5 寸，腓骨前缘。

大敦
蹬趾（靠第 2 趾一侧）甲根
边缘约 0.1 寸处。

【刮痧体位】可采取坐位，以方便刮
拭和患者感觉舒适为宜。

【刮拭方法】用面刮法从上向下刮拭
曲泉、阳陵泉、光明、大敦。

刮拭时，动作要
慢，寻找并刮拭有疼
痛或结节的部位。

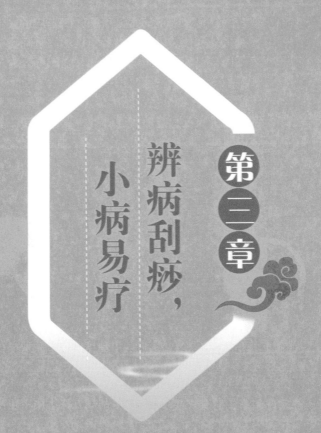

第三章

辨病刮痧，小病易疗

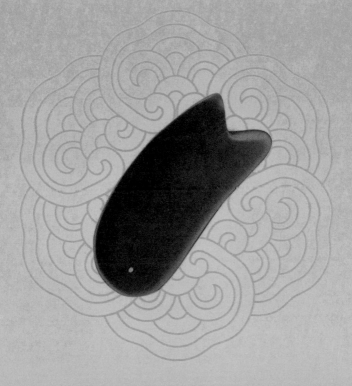

感冒

感冒是呼吸道的常见疾病，四季均可发生。中医认为，感冒是由外邪侵袭卫表，患者免疫功能下降，机体正气不足，卫表不固，卫外功能减弱导致的。临床可分为风寒型、风热型、暑湿型等。常见头痛、四肢酸痛、发热、畏寒、乏力、鼻塞、流涕、咳嗽，部分患者还伴有食欲差、恶心、腹泻、呕吐等症状。刮拭相关穴位，能够宣通肺气，发散表邪，舒缓筋脉，驱赶身体内的风、寒、热、暑、湿之邪，加速治愈感冒。

重点刮拭部位 刮拭风池

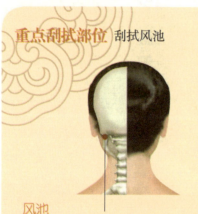

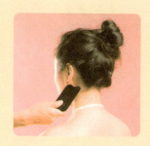

风池

枕骨之下，与风府相平，胸锁乳突肌与斜方肌上端之间的凹陷处。

【刮拭体位】采取坐位，以患者感觉舒适为宜。

【刮拭方法】用单角刮法，自上而下刮拭风池。

重点刮拭部位 刮拭肺俞、大椎

【刮拭体位】采取坐位，以患者感觉舒适为宜。

【刮拭方法】用面刮法自上而下刮拭大椎、肺俞。

大椎
第 7 颈椎棘突下凹陷中。

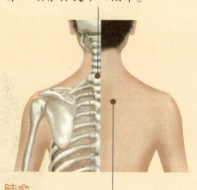

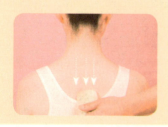

肺俞
第 3 胸椎棘突下，旁开 1.5 寸。

重点刮拭部位 刮拭足三里

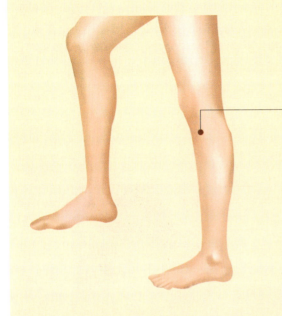

足三里
犊鼻下3寸，距胫骨前缘
一横指（中指）处。

【刮拭体位】可采取坐位或仰卧，
以方便刮拭和患者感觉舒适为宜。

【刮拭方法】用面刮法从上向下刮
拭足三里。

　　刮痧时力度要适
中，不能太轻也不能
太重，太轻没作用，
太重容易弄伤皮肤，
以感觉刮痧的部位稍
有疼痛感为宜。

咳 嗽

咳嗽是机体对侵入气道的病邪的一种保护性反应。古人以有声无痰谓之咳，有痰无声谓之嗽，临床上二者常并见，故统称为咳嗽。根据发作时的特点及伴随症状的不同，一般将其分为风寒咳嗽、风热咳嗽及风燥咳嗽 3 型。中医认为，咳嗽的病位在肺，病机为肺失宣降，肺气上逆。刮拭相关穴位，既可疏散肺经风寒，又可清泻肺热，从而达到宣肺止咳化痰的效果。

重点刮拭部位 刮拭大杼至肺俞

大杼
第 1 胸椎棘突下，旁开 1.5 寸。

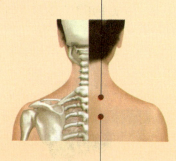

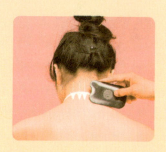

肺俞
第 3 胸椎棘突下，旁开 1.5 寸。

【刮痧体位】采取坐位或俯卧，以方便刮拭和患者感觉舒适为宜。

【刮拭方法】用面刮法从上向下刮拭双侧大杼至肺俞。

重点刮拭部位 刮拭尺泽

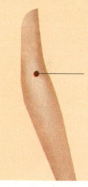

尺泽
肘横纹中，肱二头肌腱桡侧凹陷处。

【刮痧体位】采取坐位，以方便刮拭和患者感觉舒适为宜。

【刮拭方法】用面刮法从上向下刮拭两侧尺泽。

重点刮拭部位 刮拭列缺

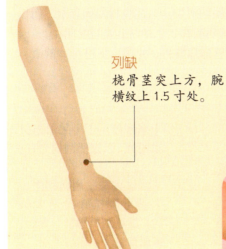

列缺
桡骨茎突上方，腕
横纹上 1.5 寸处。

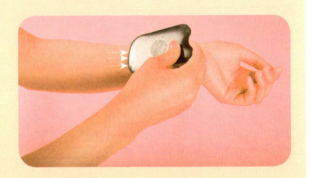

【刮痧体位】采取坐位或仰卧，
以方便刮拭和患者感觉舒适为宜。

【刮拭方法】用面刮法从上向下
刮拭两侧列缺。

温馨小贴士
WEN XIN XIAO TIE SHI

　　普通咳嗽通过刮痧即可治愈，同时还可配
合饮用如下止咳汤：将白萝卜 1 个，梨 1 个，
生姜 3 片，一同入锅并加适量水同煮，煮熟盛
出，待凉调入适量蜂蜜即可服食。
　　对于不明原因、长期的慢性咳嗽（尤其是
超过 2 周的慢性咳嗽），千万不要草率地吃点
咳嗽药了事，更不能置之不理，一定要去医院，
在医生的帮助下找出咳嗽病因，对症治疗。

　　背部刮痧用力可
稍重些，如果患者体
力较好，可用力刮至
患者能够忍受的极
限；如果体质较弱，
则刮拭力量要柔和，
刮至皮肤出痧即可。
一般刮拭 1～2 次即
可痊愈。

腹泻

腹泻是一种常见症状，俗称"拉肚子"，指排便次数明显超过平日的频率，粪质稀薄，水分增加，每日排便量超过 200 克，或含未消化食物、脓血、黏液。腹泻常伴有排便急迫感、肛门不适、失禁等症状。腹泻分急性和慢性两类。急性腹泻发病急剧，病程在 2 ~ 3 周之内。慢性腹泻指病程在 2 个月以上或间歇期在 2 ~ 4 周内的复发性腹泻。刮痧能够清理肠胃、止泻，促进身体健康。

重点刮拭部位 刮拭脾俞至大肠俞（含肾俞）

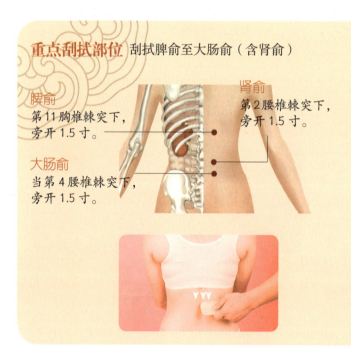

脾俞
第 11 胸椎棘突下，旁开 1.5 寸。

肾俞
第 2 腰椎棘突下，旁开 1.5 寸。

大肠俞
当第 4 腰椎棘突下，旁开 1.5 寸。

【刮痧体位】可采取坐位或俯卧，以方便刮拭为宜。

【刮拭方法】用面刮法从上到下刮拭脾俞至大肠俞，重点刮拭脾俞、肾俞、大肠俞。

> 双侧脾俞到大肠俞在背部，此处用补法轻刮的方式刮痧，直到出现痧痕为止。

重点刮拭部位 刮拭中脘至气海（含建里）、章门

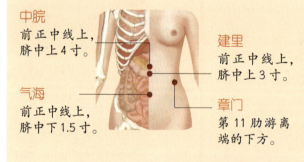

中脘
前正中线上，脐中上 4 寸。

建里
前正中线上，脐中上 3 寸。

气海
前正中线上，脐中下 1.5 寸。

章门
第 11 肋游离端的下方。

【刮痧体位】可采取坐位或仰卧，以方便刮拭为宜。

【刮拭方法】用面刮法从上到下刮拭中脘至气海、双侧章门，重点刮拭中脘、建里、气海、章门。

> 腹部上面的中脘、建里、气海 3 个穴位，同样可以用补法轻刮的方式来刮痧，直到出现痧痕为止。

重点刮拭部位 刮拭足三里至上巨虚

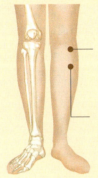

足三里
犊鼻下3寸，距胫骨前缘一横指（中指）处。

上巨虚
犊鼻下6寸，距胫骨前缘一横指（中指）。

【刮痧体位】可采取坐位或仰卧，以方便刮拭为宜。

【刮拭方法】用面刮法从上到下刮拭足三里至上巨虚。

足三里、上巨虚属于胃经，以轻刮至感受到气感为宜。

重点刮拭部位 刮拭阴陵泉、公孙

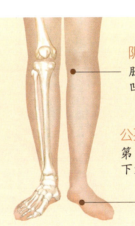

阴陵泉
胫骨内侧髁后下方凹陷处。

公孙
第1跖骨基底部的前下方，赤白肉际处。

【刮痧体位】可采取坐位或仰卧，以方便刮拭为宜。

【刮拭方法】用平面按揉法按揉阴陵泉、公孙。

温馨小贴士
WEN XIN XIAO TIE SHI

腹泻时由于大量排便，导致身体严重缺水和电解质紊乱，此时必须补充大量水分。含有氯化钠、氯化钾和葡萄糖的补液是理想的选择，因为它能补充体内流失的葡萄糖、矿物质，并且调节水、电解质代谢和酸碱平衡。还可适当饮用胡萝卜汁、苹果汁、西瓜汁等，它们不仅能补充水分，还可以补充必需的维生素，是很好的补充品。

用刮痧辅助治疗腹泻时，可每日刮拭1次，3次为1个疗程，一般1个疗程后便可止泻。

腹 胀

腹胀是一种常见的消化系统症状。可以是一种主观上的感觉，感到腹部的一部分或全腹部胀满，通常伴有相关的症状，如呕吐、腹泻、嗳气等；也可以是一种客观上的检查所见，发现腹部一部分或全腹部膨隆。中医认为，腹胀多因饮食、废气凝结于肠胃所致。刮拭身体相关穴位，可以调理肠胃不适，帮助废气排出，快速解决腹胀。

重点刮拭部位 刮拭至阳至悬枢，肝俞至胃俞，大肠俞至小肠俞

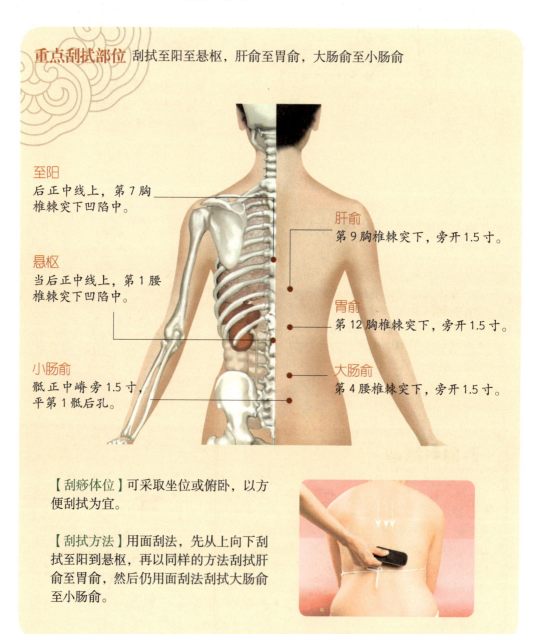

至阳
后正中线上，第7胸椎棘突下凹陷中。

悬枢
当后正中线上，第1腰椎棘突下凹陷中。

小肠俞
骶正中嵴旁1.5寸，平第1骶后孔。

肝俞
第9胸椎棘突下，旁开1.5寸。

胃俞
第12胸椎棘突下，旁开1.5寸。

大肠俞
第4腰椎棘突下，旁开1.5寸。

【刮痧体位】可采取坐位或俯卧，以方便刮拭为宜。

【刮拭方法】用面刮法，先从上向下刮拭至阳到悬枢，再以同样的方法刮拭肝俞至胃俞，然后仍用面刮法刮拭大肠俞至小肠俞。

重点刮拭部位 刮拭上脘至下脘、气海、天枢

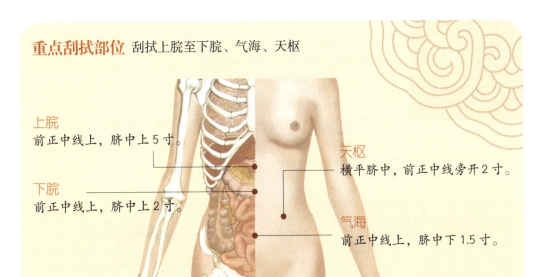

上脘
前正中线上，脐中上5寸。

下脘
前正中线上，脐中上2寸。

天枢
横平脐中，前正中线旁开2寸。

气海
前正中线上，脐中下1.5寸。

【刮痧体位】可采取坐位或仰卧，以方便刮拭为宜。

【刮拭方法】用面刮法刮拭上脘至下脘，继续用面刮法从上向下刮拭气海、天枢。

重点刮拭部位 刮拭足三里、太冲

【刮痧体位】可采取坐位或仰卧，以方便刮拭为宜。

【刮拭方法】用平面按揉法按揉足三里，用垂直按揉法按揉太冲。

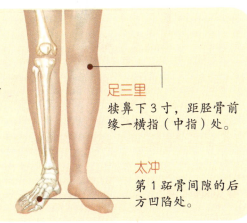

足三里
犊鼻下3寸，距胫骨前缘一横指（中指）处。

太冲
第1跖骨间隙的后方凹陷处。

　　轻度腹胀患者，一般刮拭2次便可治愈。如果持续腹胀超过3天，并且没有其他诱因，还伴有严重腹痛，可能是阑尾炎发作；若伴有右上腹痛，可能是胆结石或胃溃疡，如有此类情况应立即到医院就诊。

头 痛

头痛是临床常见症状，可发生于各种急性、慢性疾病，如感冒、高血压、颈椎病、发热性疾病、颅内疾病、五官疾病等。头痛病因多为风邪袭入经络，肝阳上亢，气血亏损以及瘀血阻络。神经性头痛系长期焦虑、紧张和疲劳所致，偏头痛是颅脑血管神经功能紊乱所致。无论何种原因引起的头痛，都和头部的经脉气血失调有关。因此，刮拭并疏通头部对应的疼痛区域，可以快速缓解头痛症状。

重点刮拭部位 刮拭头维

头维

当额角发际上 0.5 寸，头正中线旁开 4.5 寸。

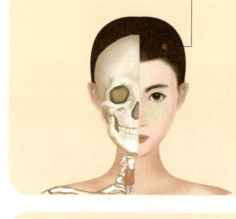

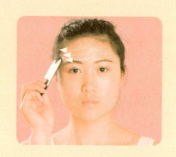

【刮痧体位】采取坐位或卧位，以患者感觉舒适为宜。

【刮拭方法】用面刮法从前向后刮拭头维（从头维刮至侧头部下面发际边缘处）。

重点刮拭部位 刮拭头部疼痛部位

【刮痧体位】采取坐位或卧位，以患者感觉舒适为宜。

【刮拭方法】刮拭时注意寻找有疼痛感觉的区域，对疼痛部位要重点刮拭，每个部位刮拭 20 ~ 30 下，至头皮处有热感为宜。

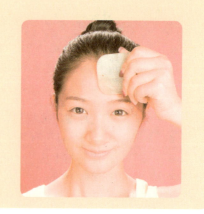

重点刮拭部位 刮拭百会向前后至前、后发际处

百会
前发际正中直上5寸，或两耳尖连线的中点处。

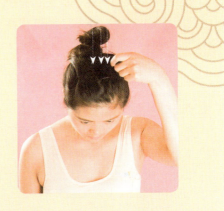

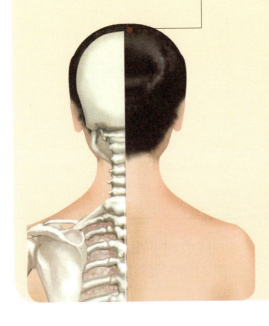

【刮痧体位】采取坐位或卧位，以患者感觉舒适为宜。

【刮拭方法】用刮痧板以面刮法从百会开始向前刮至前发际处；用刮痧板以面刮法从百会开始向后刮至后发际处。

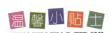
温馨小贴士
WEN XIN XIAO TIE SHI

　　头痛患者应禁食火腿、干奶酪、保存过久的野味食物，少进食牛奶、巧克力、乳酪、啤酒、咖啡、茶叶等。还应禁烟、禁酒、禁喝浓茶，因为这些行为可导致心率加快、小动脉痉挛，使头痛加重。紧张性头痛多与肝脾有关，饮食方面，注意晚饭可进食早一些或适当减少晚餐进食量。

　　由于头部有头发覆盖，可不涂刮痧油，如头发稀少，可涂适量刮痧油。头部刮痧宜每日刮拭1～2次，12天为1个疗程。一般患者可于3～5次刮痧后病情好转，头痛减轻。注意，刮拭头部时，应避开有疖肿的头皮处。

胃 炎

　　胃炎是胃黏膜炎症的统称，可分为急性和慢性两类。本病常见于成人。饮食不当、病毒和细菌感染、药物刺激等均可能引发本病。刮拭背部、腹部及四肢相关穴位，可以强健肝、胆、脾，促进胃功能恢复正常。

重点刮拭部位 刮拭膈俞、胆俞、脾俞、胃俞

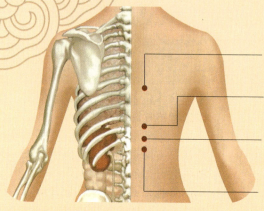

膈俞
第 7 胸椎棘突下，旁开 1.5 寸。

胆俞
第 10 胸椎棘突下，旁开 1.5 寸。

脾俞
第 11 胸椎棘突下，旁开 1.5 寸。

胃俞
第 12 胸椎棘突下，旁开 1.5 寸。

【刮痧体位】可采取坐位，也可采取俯卧，以患者感觉舒适为宜。

【刮拭方法】用面刮法从上向下刮拭膈俞、胆俞、脾俞、胃俞。

重点刮拭部位 刮拭内关

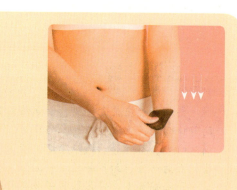

【刮痧体位】可采取坐位，也可采取仰卧，以患者感觉舒适为宜。

【刮拭方法】用面刮法从上向下刮拭内关。

内关
曲泽与大陵的连线上，腕横纹上 2 寸，掌长肌腱与桡侧腕屈肌腱之间。

重点刮拭部位 刮拭上脘、中脘、下脘

【刮痧体位】可采取坐位，也可采取仰卧，以患者感觉舒适为宜。

【刮拭方法】用面刮法从上向下刮拭上脘、中脘、下脘。

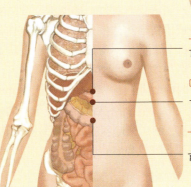

上脘
前正中线上，脐中上5寸。

中脘
前正中线上，脐中上4寸。

下脘
前正中线上，脐中上2寸。

重点刮拭部位 刮拭足三里、三阴交、公孙、太冲

三阴交
足内踝尖上3寸，胫骨内侧缘后方。

足三里
犊鼻下3寸，距胫骨前缘一横指（中指）处。

太冲
第1跖骨间隙的后方凹陷处。

公孙
第1跖骨基底部的前下方，赤白肉际处。

【刮痧体位】可采取坐位，也可采取仰卧，以患者感觉舒适为宜。

【刮拭方法】用面刮法从上向下刮拭足三里、三阴交、公孙；再用垂直按揉法按揉太冲。

温馨小贴士
WEN XIN XIAO TIE SHI

1. 应按时就餐，细嚼慢咽，最好一日三餐定时定量。胃炎发作时可少吃多餐，平常尽量不吃零食以减少胃的负担。

2. 注意进食的温度，避免进食过烫、过冷的食物或忽热忽冷地进食。

3. 避免进食不易消化的食物，如坚硬、粗糙及纤维过多的食品。

4. 避免进食刺激性食品，并戒烟酒。

治疗胃炎须隔日刮痧1次，坚持治疗2周以上，便可见到成效。

心绞痛

心绞痛多表现为闷痛，压榨性疼痛或胸骨后、咽喉部紧缩感，但有些患者仅有胸闷。典型的心绞痛发作，多在劳动或兴奋时、受寒或饱餐后突然发生，疼痛位于胸骨上段或中段之后，亦可波及大部分心前区，可放射至肩、上腰、颈或背，以左肩或左上肢由前臂内侧直达小指与无名指较多见。有些患者夜间发生疼痛，发作时面色苍白，表情焦虑，严重者可出冷汗。多种心脏疾病都可出现心绞痛。刮拭背部至阳与心俞，可有效改善心肌缺血和胸部疼痛；刮拭胸部膻中，可调节心脏功能；刮拭上肢大陵与内关，可调理心脏气血、止心痛。

重点刮拭部位 刮拭至阳、心俞

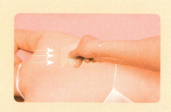

心俞
第5胸椎棘突下，旁开1.5寸。

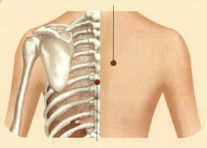

至阳
后正中线上，第7胸椎棘突下凹陷中。

【刮痧体位】可采取坐位，也可采取俯卧，以患者感觉舒适为宜。

【刮拭方法】用按压力大的手法从上向下刮拭至阳或按揉至阳；用面刮法刮拭双侧心俞。

重点刮拭部位 刮拭膻中

膻中
前正中线上，两乳头连线的中点。

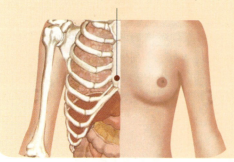

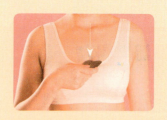

【刮痧体位】可采取坐位，也可采取仰卧，以患者感觉舒适为宜。

【刮拭方法】用单角刮法从上向下刮拭膻中。

重点刮拭部位 刮拭内关、大陵

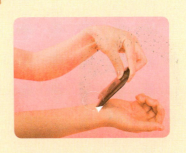

内关
曲泽与大陵的连线上，腕横纹上2寸，掌长肌腱与桡侧腕屈肌腱之间。

大陵
腕掌横纹的中点处，掌长肌腱与桡侧腕屈肌腱之间。

【刮痧体位】可采取坐位，也可采取仰卧，以患者感觉舒适为宜。

【刮拭方法】用平面按揉法按揉大陵、内关。

温馨小贴士
WEN XIN XIAO TIE SHI

　　良好的习惯对防治心绞痛非常关键，平时要注意以下几点。
　　1.控制盐的摄入。盐的主要成分是氯化钠，长期大量食用氯化钠，会使血压升高、血管内皮受损。心绞痛的患者每天的盐摄入量应控制在6克以下。
　　2.控制脂肪的摄入。少吃脂肪、减少热量的摄取。高脂饮食会升高血脂，增加血液黏稠度，从而诱发心绞痛。油类也是形成脂肪的重要物质，故应尽量减少食用油的量，但可以选择含不饱和脂肪酸的植物油代替动物油，每日的总食用油用量应限制在5～8茶匙。

　　刮痧治疗心绞痛应在缓解期进行操作，一般7～10次为1个疗程，具体次数根据病程的长短及证型的虚实而决定。患者还应及时服药，定期检查，以免贻误治疗时机。

面部神经麻痹

面部神经麻痹又称为面神经炎，俗称"面瘫"，临床可见一侧面部板滞、麻木、瘫痪，不能做蹙额、皱眉、露齿、鼓腮等动作，口角向健侧歪斜，漱口患侧漏水，进食时常有食物停留于齿颊间，或眼睑闭合不全，迎风流泪。中医认为，面部神经麻痹多因脉络空虚，风寒之邪乘虚侵袭阳明、少阳脉络，导致经气阻滞，经脉失养，筋肌纵缓不收而发病。刮拭阳白可治眼睑闭合不全；刮拭迎香、翳风可治面部神经麻痹；刮拭地仓至颊车可治口角歪斜、流口水；刮拭太阳、牵正对治疗面部神经麻痹有显著的疗效；刮拭养老、合谷可治对侧面部神经麻痹；刮拭内庭、昆仑可治口角歪斜。

重点刮拭部位 刮拭阳白、迎香、地仓至颊车

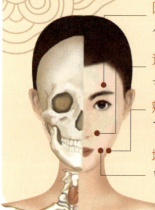

阳白
眉上1寸，瞳孔直上。

迎香
鼻翼外缘中点旁，鼻唇沟中。

颊车
下颌角前上方一横指（中指）。

地仓
口角外侧，上直对瞳孔。

【刮痧体位】可采取坐位，以患者感觉舒适为宜。

【刮拭方法】用平面按揉法按揉阳白、迎香、地仓，并从地仓刮至颊车。

重点刮拭部位 刮拭太阳、牵正、翳风

【刮痧体位】可采取坐位，以患者感觉舒适为宜。

【刮拭方法】用单角刮法刮拭翳风，再用平面按揉法按揉太阳、牵正。

太阳
眉梢与目外眦之间，向后约一横指的凹陷处。

牵正
面颊部，耳垂前方0.5寸。

翳风
当耳后乳突与下颌角之间的凹陷处。

重点刮拭部位 刮拭合谷、养老

养老
前臂背面尺侧，尺骨小头近端桡侧凹陷中。

合谷
第1、第2掌骨间，第2掌骨桡侧的中点处。

【刮痧体位】可采取坐位，以患者感觉舒适为宜。

【刮拭方法】用面刮法从上向下刮拭养老，再以平面按揉法刮拭合谷。

重点刮拭部位 刮拭昆仑、内庭

内庭
第2、第3趾间，趾蹼缘后方，赤白肉际处。

【刮痧体位】可采取坐位，以患者感觉舒适为宜。

【刮拭方法】用平面按揉法按揉昆仑，再以垂直按揉法按揉内庭。

昆仑
外踝尖与跟腱之间的凹陷处。

温馨小贴士
WEN XIN XIAO TIE SHI

　　面部神经麻痹不会对患者的生命和日常生活造成严重威胁，但一旦治疗效果不佳，就会因表情功能的丧失而容貌受损。因此，对于面部神经麻痹的治疗不容忽视。面部神经麻痹要早发现、早治疗。为预防面部神经麻痹，专家建议：一是要注意保暖，出门尽量戴口罩；二是开车或坐车时，最好不要摇下车窗；三是在疲劳之时或洗浴后，不要受风；四是尽量不要开窗睡觉；五是适当锻炼，多食蔬菜和水果。

　　刮痧治疗面部神经麻痹，一般1个疗程需要刮5次，需治疗2个疗程以上，方可见成效。病程持久者需长时间治疗。

中风后遗症

中风后遗症是指中风（即脑血管意外）经治疗后遗留下来的口眼歪斜，语言不利，半身不遂等症状的总称。常因患者身体先虚，阴阳失衡，气血逆乱，痰瘀阻滞，肢体失养导致。痰瘀为本病的主要病理因素。痰瘀阻滞脉络而致肢体不能随意运动，久则患肢枯瘦、麻木不仁。中风后遗症属中医"偏瘫""偏枯""偏废"等范畴。刮拭百会、风池等可以振奋阳气；刮拭头部疼痛部位可促进头部血液循环；刮拭大椎至腰阳关、夹脊，可以活血通络，有助于中风后遗症的康复。

重点刮拭部位 刮拭头部疼痛部位

【刮痧体位】可采取坐位，以患者感觉舒适为宜。

【刮拭方法】用面刮法刮拭全头，寻找疼痛点，并做重点刮拭。

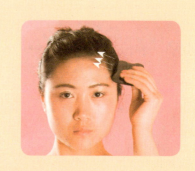

重点刮拭部位 刮拭百会、风府、风池

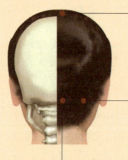

百会
前发际正中直上5寸，或两耳尖连线的中点处。

风池
枕骨之下，与风府相平，胸锁乳突肌与斜方肌上端之间的凹陷处。

风府
后发际正中直上1寸，枕外隆凸直下，两侧斜方肌之间的凹陷处。

【刮痧体位】可采取坐位，以患者感觉舒适为宜。

【刮拭方法】用单角刮法刮拭百会、风池，用面刮法从上向下刮拭风府。

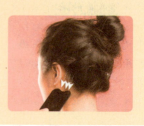

重点刮拭部位 刮拭大椎至腰阳关

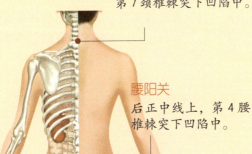

大椎
第 7 颈椎棘突下凹陷中。

腰阳关
后正中线上，第 4 腰椎棘突下凹陷中。

【刮痧体位】可采取坐位，也可采取俯卧，以患者感觉舒适为宜。

【刮拭方法】暴露背部，涂抹适量的刮痧油，用面刮法从上向下刮拭大椎至腰阳关。

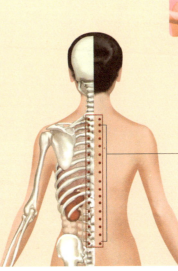

重点刮拭部位 刮拭夹脊

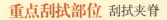

【刮痧体位】可采取坐位，也可采取俯卧，以患者感觉舒适为宜。

【刮拭方法】用双角刮法从上向下刮拭脊柱两侧夹脊。

夹脊
第 1 胸椎至第 5 腰椎棘突下，后正中线旁开 0.5 寸，一侧 17 个穴位，左右共 34 个穴位。

　　对于有中风后遗症的患者来说，早期的康复治疗非常重要，尤其是在发病后的前 3 个月，是恢复的最佳时期。对于病程超过 2 年的患者，恢复得会缓慢一些，并且对其刮痧时，应当使用轻柔的手法，禁用泻法。

呃 逆

呃逆俗称"打嗝"，是指气逆上冲，喉间呃呃连声，声短而频繁，不能自制的一种病证，甚则妨碍谈话、咀嚼、呼吸、睡眠等。多在寒凉刺激，饮食过急、过饱，情绪激动，疲劳，呼吸过于深频等诱因下引发。中医认为，呃逆主要由饮食不节，正气亏虚，导致胃气上逆引发。刮拭膈俞与膈关可以缓解痉挛的膈肌；刮拭气海至关元有助于体内气体的运行；刮拭太溪有助于调整体内气体运行的通路。

重点刮拭部位 刮拭膈俞、膈关

膈俞
第7胸椎棘突下，旁开1.5寸。

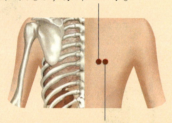

膈关
第7胸椎棘突下，旁开3寸。

【刮痧体位】可采取坐位，也可采取俯卧，以患者感觉舒适为宜。

【刮拭方法】手握刮痧板，用面刮法自上而下刮拭膈俞、膈关。

重点刮拭部位 刮拭气海至关元

【刮痧体位】可采取坐位，也可采取仰卧，以患者感觉舒适为宜。

【刮拭方法】用面刮法从上向下刮拭气海至关元。

气海
前正中线上，脐中下1.5寸。

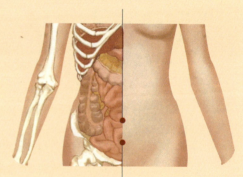

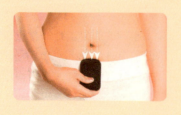

关元
前正中线上，脐中下3寸。

重点刮拭部位 刮拭太溪

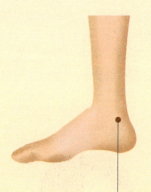

【刮痧体位】可采取坐位，也可采取仰卧，以患者感觉舒适为宜。

【刮拭方法】用平面按揉法按揉双侧太溪。

太溪
在足内侧，内踝后方，当内踝尖与跟腱之间的凹陷处。

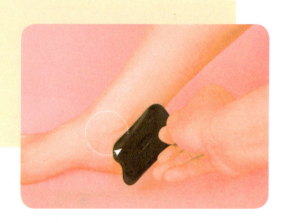

温馨小贴士
WEN XIN XIAO TIE SHI

　　发生呃逆时不要心焦气躁，尽量屏气，有时可止住；或饮少量水，在呃逆的同时将水咽下也可止呃逆。下面向大家推荐2种治疗呃逆的简易方法。

　　1. 喝水弯腰法。将身体弯腰至90度时，大口喝下几口温水，因胃部离膈肌较近，可从内部温暖膈肌，在弯腰时，内脏还会对膈肌起到按摩作用，缓解膈肌痉挛，从而达到止呃逆的目的。

　　2. 屏气法。直接屏住呼吸30～45秒，或取一根干净的筷子放入口中，轻轻刺激上腭后1/3处，呃逆症状会立即停止。但心肺功能不好的人慎用此法。

　　一般刮拭1次便可见效。刮痧后，患者要注意保暖、休息，精神要安宁，不吃生冷难消化的食物。如果呃逆长时间连续不断，可能提示有疾患或病情恶化，需引起注意。

中 暑

中暑是指在高温环境下，人体产生的严重不良反应，会出现头痛、耳鸣、头晕、发热、血压下降、恶心、呕吐、肢体痉挛、昏迷等。刮痧要选择在阴凉通风的地方，让中暑患者平躺，为其解开衣领皮带，用风扇等使其散热。刮拭人中、百会，具有清热、开窍、醒脑的功效；刮拭大椎至至阳，可宁心开窍、宽中理气；刮拭肺俞至心俞，可清解肺热；刮拭肢内关、曲池，可以宣通毛窍，有助于暑热之邪宣散。

重点刮拭部位 刮拭人中

【刮痧体位】可采取坐位，以患者感觉舒适为宜。

【刮拭方法】以重力连续点按人中。

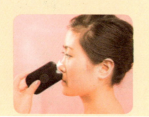

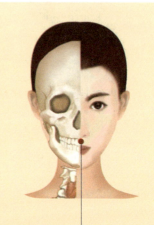

人中
上嘴唇沟的上 1/3 与下 2/3 交界处，为急救昏厥的要穴。

重点刮拭部位 刮拭百会

百会
前发际正中直上 5 寸，或两耳尖连线的中点处。

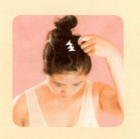

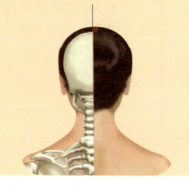

【刮痧体位】可采取坐位，以患者感觉舒适为宜。

【刮拭方法】用单角刮法刮拭百会。

重点刮拭部位 刮拭大椎至至阳，肺俞至心俞

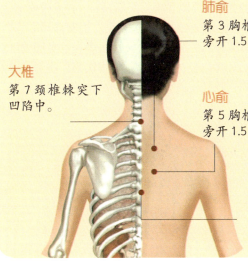

肺俞
第3胸椎棘突下，旁开1.5寸。

大椎
第7颈椎棘突下凹陷中。

心俞
第5胸椎棘突下，旁开1.5寸。

至阳
后正中线上，第7胸椎棘突下凹陷中。

【刮痧体位】可采取坐位，也可采取俯卧，以患者感觉舒适为宜。

【刮拭方法】用面刮法从上向下刮拭大椎至阳，双侧肺俞至心俞。

重点刮拭部位 刮拭曲池、内关

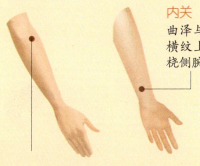

内关
曲泽与大陵的连线上，腕横纹上2寸，掌长肌腱与桡侧腕屈肌腱之间。

曲池
屈肘时尺泽与肱骨外上髁连线的中点处。

【刮痧体位】可采取坐位，以患者感觉舒适为宜。

【刮拭方法】用面刮法从上向下刮拭曲池、内关。

　　每个部位通常要刮3～5分钟，直到出现紫红色的痧痕为佳。一般每次刮痧都应相隔3～6天，也可根据皮肤上面的痧痕来判断是否需要再次刮痧，痧痕褪去之后才能再次刮痧。

胆囊炎

　　胆囊炎是指胆囊因细菌感染而发炎，发病多与胆囊结石、胆管阻塞致使胆汁排出不畅有关。常见致病菌为大肠杆菌。胆囊炎有急性和慢性之分。急性胆囊炎多表现为突然发作，右上腹疼痛，并阵发性加重，恶心、呕吐和发热；体格检查见右上腹出现压痛、腹壁肌肉紧张，偶可摸到肿大的胆囊等。慢性胆囊炎可见胆囊区轻度触痛，消化不良，胃部饱胀，嗳气等。中医认为，胆囊炎多由肝胆湿热、气滞血瘀、肝气横逆等引发。刮拭相关穴位，可以疏肝利胆、行气止痛。

重点刮拭部位 刮拭肝俞、胆俞、胃俞

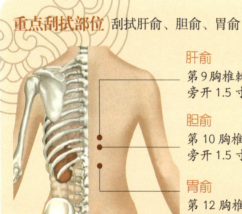

肝俞
第9胸椎棘突下，旁开1.5寸。

胆俞
第10胸椎棘突下，旁开1.5寸。

胃俞
第12胸椎棘突下，旁开1.5寸。

【刮痧体位】可采取坐位，也可采取俯卧，以患者感觉舒适为宜。

【刮拭方法】用面刮法从上向下刮拭肝俞、胆俞、胃俞。

重点刮拭部位 刮拭上脘至中脘、期门、日月、章门

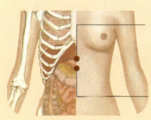

上脘
前正中线上，脐中上5寸。

中脘
前正中线上，脐中上4寸。

【刮痧体位】可采取坐位，也可采取仰卧，以患者感觉舒适为宜。

【刮拭方法】用面刮法刮拭上脘至中脘；再从内向外以面刮法刮拭期门、日月、章门。

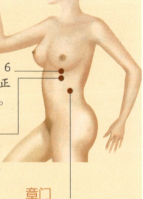

期门
乳头直下，第6肋间隙，前正中线旁开4寸。

日月
乳头直下，第7肋间隙，前正中线旁开4寸。

章门
第11肋游离端的下方。

重点刮拭部位 刮拭足三里、阳陵泉、胆囊

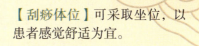

足三里
犊鼻下3寸，距胫骨前缘一横指（中指）处。

阳陵泉
腓骨头前下方凹陷处。

胆囊
腓骨小头前下方凹陷处（阳陵泉）直下2寸。

【刮痧体位】可采取坐位，以患者感觉舒适为宜。

【刮拭方法】用平面按揉法按揉阳陵泉、胆囊，再用按压力大、速度慢的手法刮拭双侧足三里。

重点刮拭部位 刮拭丘墟、太冲

【刮痧体位】可采取坐位，以患者感觉舒适为宜。

【刮拭方法】用平面按揉法按揉双侧丘墟，再用垂直按揉法按揉双侧太冲。

太冲
第1跖骨间隙的后方凹陷处。

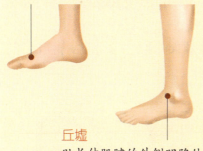

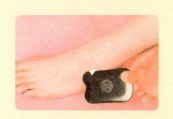

丘墟
趾长伸肌腱的外侧凹陷处。

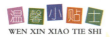
温馨小贴士
WEN XIN XIAO TIE SHI

应积极预防和治疗细菌感染及并发症，注意饮食卫生，防止胆道寄生虫病的发生，并积极治疗蛔虫病。应生活起居有节制，注意劳逸结合、寒温适宜，保持乐观情绪及大便通畅。经常保持左侧卧位，有利于胆汁排泄。本病若有胆结石，或经常发作，可考虑手术治疗。应选用低脂肪餐，以减少胆汁分泌，减轻胆囊负担。

刮痧治疗胆囊炎，一般7次为1个疗程，然后根据疾病的缓急、病程的长短决定治疗时间。每次刮拭时可交替取穴，不必全取。

胃痉挛

胃痉挛就是胃部肌肉抽搐，主要表现为上腹痛、呕吐等。胃痉挛本身是一种症状，不是疾病。出现胃痉挛时，主要对症解痉、止痛、止呕。如果患者常常出现胃痉挛，应注意寻找原因，从根源上治疗。中医认为，胃痉挛多因寒邪客胃、饮食不节、情志失调、肝气郁结、素体阴虚，又复感外寒而致病。胃为水谷之海，主受纳和腐熟水谷，宜通而不宜滞，若气机郁滞，失于和降，则胃痛频作。刮拭相关穴位可疏通经络、运行气血，使胃部疼痛缓解。

重点刮拭部位 刮拭脾俞至胃俞

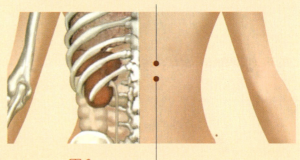

脾俞
第 11 胸椎棘突下，旁开 1.5 寸。

胃俞
第 12 胸椎棘突下，旁开 1.5 寸。

【刮痧体位】可采取坐位，也可采取俯卧，以方便刮拭和患者感觉舒适为宜。

【刮拭方法】用面刮法从上向下刮拭脾俞至胃俞。

重点刮拭部位 刮拭中脘、天枢

中脘
前正中线上，脐中上 4 寸。

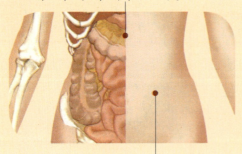

天枢
横平脐中，前正中线旁开 2 寸。

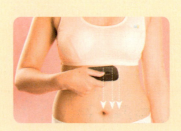

【刮痧体位】可采取坐位，也可采取仰卧，以方便刮拭和患者感觉舒适为宜。

【刮拭方法】用面刮法从上向下刮拭中脘、天枢。

重点刮拭部位 刮拭内关、手三里

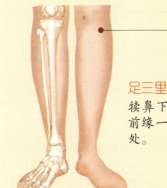

内关
曲泽与大陵的连线上，腕横纹上2寸，掌长肌腱与桡侧腕屈肌腱之间。

手三里
阳溪与曲池的连线上，肘横纹下2寸。

【刮痧体位】可采取坐位，以方便刮拭和患者感觉舒适为宜。

【刮拭方法】用面刮法刮拭手三里、内关。

重点刮拭部位 刮拭足三里

【刮痧体位】可采取坐位，以方便刮拭和患者感觉舒适为宜。

【刮拭方法】用面刮法从上向下刮拭足三里。

足三里
犊鼻下3寸，距胫骨前缘一横指（中指）处。

用刮痧缓解胃痉挛时需要注意：先用热毛巾擦洗准备刮痧的部位，最好用75%的酒精做常规消毒；施术者手持刮痧工具在润滑剂中蘸湿，沿选定的经穴，顺一个方向用力均匀、缓慢地刮拭；一般每处刮20次左右，以皮下微紫红色或紫黑色即可。一般刮拭2~5分钟便可见效，具体刮拭时间可视患者的具体情况决定。

泌尿系统感染

泌尿系统感染是指因细菌等感染所造成的泌尿系统的炎症，包括尿道炎、膀胱炎、肾盂肾炎等，主要表现为尿频、尿急、尿痛，可伴有发热、畏寒，炎症侵及肾盂时可伴腰痛。尿液镜检有白细胞或脓细胞。中医将泌尿系感染归属于"淋证"范畴，认为本病的发生主要因感受湿热之邪，邪蕴下焦，膀胱气化失常导致。刮拭身体相关穴位，可以祛湿热、通淋利尿、活血化瘀。

重点刮拭部位 刮拭肾俞至膀胱俞

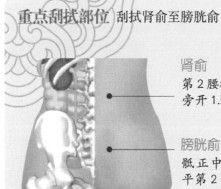

肾俞
第2腰椎棘突下，旁开1.5寸。

膀胱俞
骶正中嵴旁1.5寸，平第2骶孔。

【刮痧体位】采取俯卧，以方便刮拭和患者感觉舒适为宜。

【刮拭方法】用面刮法刮拭肾俞至膀胱俞。

重点刮拭部位 刮拭关元至中极，水道至归来

关元
前正中线上，脐中下3寸。

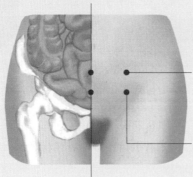

水道
脐中下3寸，距前正中线2寸。

归来
脐中下4寸，距前正中线2寸。

中极
前正中线上，脐中下4寸。

【刮痧体位】采取仰卧，以方便刮拭和感觉舒适为宜。

【刮拭方法】用面刮法从上向下刮拭关元至中极，水道至归来。

重点刮拭部位 刮拭阳陵泉、三阴交

三阴交
足内踝尖上3寸，胫骨内侧缘后方。

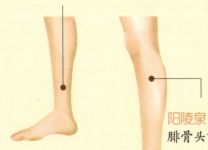

阳陵泉
腓骨头前下方凹陷处。

【刮痧体位】采取坐位，以方便刮拭和患者感觉舒适为宜。

【刮拭方法】用面刮法从上向下刮拭阳陵泉、三阴交。

重点刮拭部位 刮拭复溜至太溪

复溜
太溪直上2寸，跟腱的前方。

太溪
在足内侧，内踝后方，当内踝尖与跟腱之间的凹陷处。

【刮痧体位】采取坐位，以方便刮拭和患者感觉舒适为宜。

【刮拭方法】用面刮法从上向下刮拭复溜至太溪。

刮痧治疗泌尿系统感染，一般 3～7 次为 1 个疗程，然后根据疾病的缓急、病程的长短决定治疗时间。

心 悸

　　心悸是一种患者自觉心脏跳动不适或类似心慌的感觉。一般当心率加快时感到心脏跳动不适，心率减慢时感到心脏搏动有力。心悸时心率可快可慢或不齐，但也有人心悸时心率是正常的。心悸发作时常伴有胸闷、憋气、头晕、全身发抖、手足出汗等。心悸一般呈阵发性，每因情绪波动或劳累过度而发作。本病可见于各种原因引起的心律失常，如各类心脏病、甲亢、贫血、神经官能症等。中医认为，心悸因气血亏虚，阴阳失调，心失所养、心脉不畅导致。刮拭相关穴位，可调节心脏功能，有效地缓解心悸引发的胸闷、心慌等不适。

重点刮拭部位 刮拭天宗、心俞、至阳、胆俞

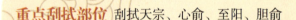

心俞
第5胸椎棘突下，旁开1.5寸。

胆俞
第10胸椎棘突下，旁开1.5寸。

天宗
冈下窝中央凹陷处，与第4胸椎相平。

至阳
后正中线上，第7胸椎棘突下凹陷中。

【刮痧体位】可采取坐位，也可采取俯卧，以方便刮拭和患者感觉舒适为宜。

【刮拭方法】用面刮法从上向下刮拭天宗、心俞、至阳、胆俞。

重点刮拭部位 刮拭内关、神门

【刮痧体位】可采取坐位，以方便刮拭和患者感觉舒适为宜。

【刮拭方法】用面刮法刮拭内关、神门。

内关
曲泽与大陵的连线上，腕横纹上2寸，掌长肌腱与桡侧腕屈肌腱之间。

神门
腕掌侧横纹尺侧端，尺侧腕屈肌腱的桡侧凹陷处。

重点刮拭部位 刮拭膻中至巨阙（含中庭、鸠尾）

中庭
前正中线上，平第5肋间，
即胸剑结合部。

膻中
前正中线上，两乳头连
线的中点。

巨阙
前正中线上，脐中上6寸。

鸠尾
脐上7寸，剑突下0.5寸。

【刮痧体位】可采取坐位，也可采取仰卧，
以方便刮拭和患者感觉舒适为宜。

【刮拭方法】用面刮法刮拭膻中至巨阙，
重点刮拭膻中、中庭、鸠尾、巨阙。

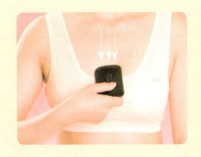

　　心悸患者应保持精神乐观，情绪稳定，坚持治疗，坚定信心；应避免惊恐刺激及忧思恼怒等；生活作息要有规律；饮食有节，宜进食营养丰富且易消化吸收的食物，宜低脂、低盐饮食，忌烟酒、浓茶。轻症者可从事适当体力活动，以不觉劳累、不加重症状为度，避免剧烈活动。重症者应卧床休息。此外，还应及早发现变证，做好急救准备。

　　刮痧治疗心悸，一般7～10次为1个疗程，然后根据病程的长短及证型的虚实决定治疗时间。

哮　喘

哮喘是一种常见的反复发作性的呼吸系统疾病。喉中痰鸣声谓之哮，呼吸急促困难谓之喘，哮和喘常相伴发生，难以严格划分，故称为哮喘。中医认为，肺有虚，在受到感染、饮食失调、情志不畅、劳倦伤身等时，可导致痰阻气道，肺气上逆，出现一系列哮喘的症状和体征。刮拭相关穴位可以有效缓解症状。刮拭风门可治气喘；刮拭定喘可治疗哮喘；刮拭肺俞可调解肺气；刮拭脾俞、志室、肾俞可补脾肾之气；刮拭尺泽至太渊可以宣肺止咳、化痰；刮拭足三里可调理脾胃。

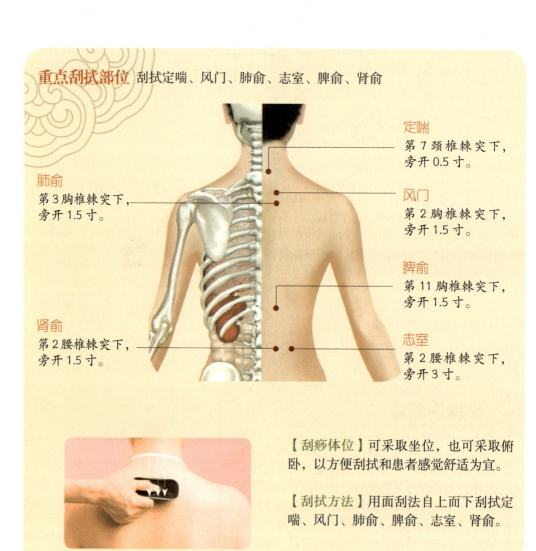

重点刮拭部位 刮拭定喘、风门、肺俞、志室、脾俞、肾俞

定喘
第 7 颈椎棘突下，旁开 0.5 寸。

风门
第 2 胸椎棘突下，旁开 1.5 寸。

脾俞
第 11 胸椎棘突下，旁开 1.5 寸。

志室
第 2 腰椎棘突下，旁开 3 寸。

肺俞
第 3 胸椎棘突下，旁开 1.5 寸。

肾俞
第 2 腰椎棘突下，旁开 1.5 寸。

【刮痧体位】可采取坐位，也可采取俯卧，以方便刮拭和患者感觉舒适为宜。

【刮拭方法】用面刮法自上而下刮拭定喘、风门、肺俞、脾俞、志室、肾俞。

重点刮拭部位 刮拭尺泽至太渊

【刮痧体位】可采取坐位，以方便刮拭和患者感觉舒适为宜。

【刮拭方法】用面刮法从上向下刮拭上肢尺泽至太渊，重点刮太渊。

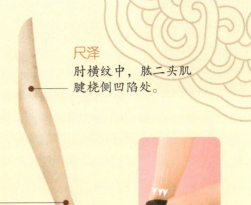

尺泽
肘横纹中，肱二头肌腱桡侧凹陷处。

太渊
腕掌侧横纹桡侧端，桡动脉搏动处。

重点刮拭部位 刮拭足三里

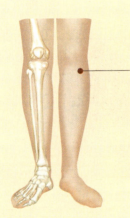

足三里
犊鼻下3寸，距胫骨前缘一横指(中指)处。

【刮痧体位】可采取坐位，以方便刮拭和患者感觉舒适为宜。

【刮拭方法】用面刮法从上向下刮拭足三里。

病重者应配合使用止喘药。刮拭结束后应尽量避风寒，休息片刻后方能外出。

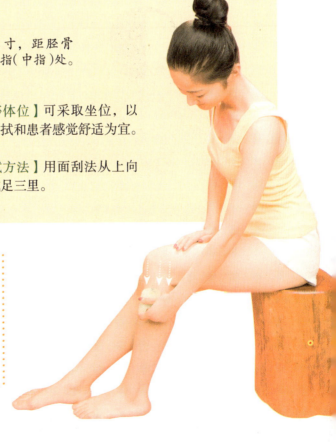

低血压

低血压是指收缩压低于 90 毫米汞柱或舒张压低于 60 毫米汞柱。临床常常表现为头晕、倦怠乏力、精神不振、胃寒、四肢不温、免疫力下降、易感冒等。中医认为，低血压多见于脾胃虚弱者，脑力劳动者，或脆弱的老年心脏病患者。本病病因多为气虚，阳虚，阴血亏虚或气阴两虚。刮拭相关穴位能促进血液循环，益气补阴，健脾补肾，改善脏腑功能。刮拭百会可醒脑提神，快速缓解低血压引起的头晕、乏力、疲倦感；刮拭心俞、脾俞、肾俞，可促进气血运行，减轻低血压症状；刮拭内关，可增强心脏的供血能力；刮拭劳宫可快速提神，缓解疲劳。

重点刮拭部位 刮拭百会

百会

前发际正中直上 5 寸，或两耳尖连线的中点处。

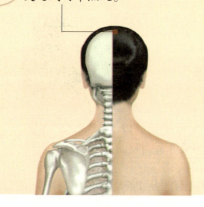

【刮痧体位】可采取坐位，以方便刮拭和患者感觉舒适为宜。

【刮拭方法】用补法轻刮百会。

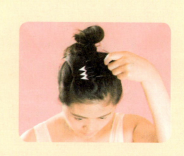

重点刮拭部位 刮拭内关、劳宫

【刮痧体位】可采取坐位，以方便刮拭和患者感觉舒适为宜。

【刮拭方法】用平面按揉法按揉内关、劳宫。

内关

曲泽与大陵的连线上，腕横纹上 2 寸，掌长肌腱与桡侧腕屈肌腱之间。

劳宫

第 2、第 3 掌骨之间，偏于第 3 掌骨，握拳屈指时中指指尖处。

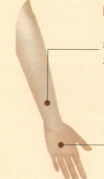

重点刮拭部位 刮拭心俞、脾俞、肾俞

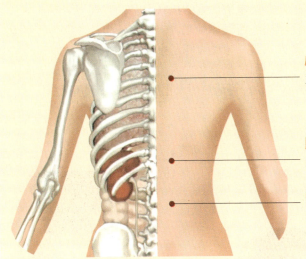

心俞
第 5 胸椎棘突下，旁开 1.5 寸。

脾俞
第 11 胸椎棘突下，旁开 1.5 寸。

肾俞
第 2 腰椎棘突下，旁开 1.5 寸。

【刮痧体位】可采取坐位，以方便刮拭和患者感觉舒适为宜。

【刮拭方法】用面刮法从上向下刮拭心俞、脾俞、肾俞。

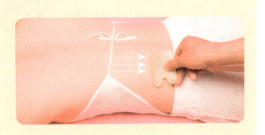

温馨小贴士
WEN XIN XIAO TIE SHI

低血压患者可以通过适当参加体力活动来增强体质，如保健操、太极拳等，有助于改善心肺功能，升高血压。饮食营养方面应给予高营养、易消化和富含维生素的饮食，适当补充维生素 C、维生素 B 和烟酰胺等。适量饮用咖啡、可可和浓茶，有助于提高中枢神经系统的兴奋性，改善血管舒缩中枢功能，有利于提升血压和改善临床症状。此外，饮用蜂蜜或蜂王浆也有裨益。

用刮痧治疗低血压，一般 10 次为 1 个疗程，根据疾病种类的不同，疗效及治疗时间亦不同。对低血压患者刮痧时，禁用泻法，宜用补法，以培补、生化气血。

五官科常见病症的刮痧治疗

牙痛

牙痛，是牙齿疾病最常见的症状之一，表现为牙龈红肿、遇冷热刺激便疼痛、面颊部肿胀等。中医认为，牙痛病因常为外感风邪、胃火炽盛、肾虚火旺、虫蚀牙齿等。刮拭面部相关穴位可通经止痛；刮拭颈部相关穴位可疏风解表，治疗牙痛；刮拭手足部相关穴位，可清热泻火止痛，有助于缓解牙痛。

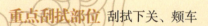

重点刮拭部位 刮拭下关、颊车

下关
颧弓与下颌切迹所形成的凹陷中。

颊车
下颌角前上方一横指（中指）。

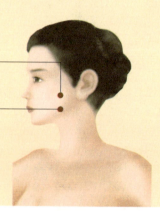

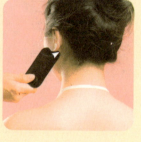

【刮痧体位】采取坐位，以方便刮拭和患者感觉舒适为宜。

【刮拭方法】用平面按揉法按揉下关、颊车。

重点刮拭部位 刮拭风池

风池
枕骨之下，与风府相平，胸锁乳突肌与斜方肌上端之间的凹陷处。

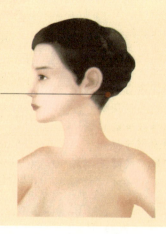

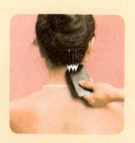

【刮痧体位】采取坐位，以方便刮拭和患者感觉舒适为宜。

【刮拭方法】用单角刮法刮拭风池。

重点刮拭部位 刮拭外关、二间、合谷

外关
阳池与肘尖的连线上，腕背横纹上2寸，尺骨与桡骨之间。

【刮痧体位】采取坐位，以方便刮拭和患者感觉舒适为宜。

【刮拭方法】用面刮法刮拭外关、二间，用平面按揉法按揉合谷。

合谷
第1、第2掌骨间，第2掌骨桡侧的中点处。

二间
第2掌指关节前，桡侧凹陷处。

重点刮拭部位 刮拭太溪、行间、内庭

行间
第1、第2趾间，趾蹼缘后方，赤白肉际处。

【刮痧体位】采取坐位，以方便刮拭和患者感觉舒适为宜。

【刮拭方法】用平面按揉法按揉太溪，用垂直按揉法按揉行间、内庭。

太溪
在足内侧，内踝后方，当内踝尖与跟腱之间的凹陷处。

内庭
第2、第3趾间，趾蹼缘后方，赤白肉际处。

刮痧治疗牙痛可即时生效，疗效较好。病程较长者可治疗2~3次。

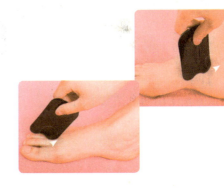

扁桃体炎

扁桃体炎是指扁桃体的炎症，症状轻重不一。由病毒引起者，局部及全身症状皆较轻，扁桃体充血，表面无渗出物。由细菌所致者，症状较重，起病较急，可有恶寒及高热，体温可达 39 ~ 40 ℃，幼儿可因高热而抽搐，咽痛明显，吞咽时尤重，甚至可放射到耳部，病程约 7 天。中医称扁桃体炎为"乳蛾"，认为急性乳蛾的发病原因一是湿邪外感，直犯肺胃；二是内有伏火，上犯咽喉。而慢性乳蛾主要病因有先天不足、痰气阻塞、热火上扰、饮食所伤、肝火痰结、痰瘀内结等。刮拭翳风可活络消肿；刮拭大椎可宣散阳热，泻火解毒；刮拭天突可行气解表，养阴清热；刮拭曲池、合谷可疏风解表，清热止痛；刮拭少商、鱼际可宣肺清热，利咽止痛；刮拭太溪可滋肾阴清虚热；刮拭内庭可清泻邪热。

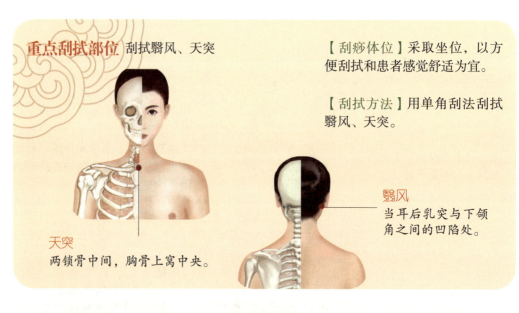

重点刮拭部位 刮拭翳风、天突

【刮痧体位】采取坐位，以方便刮拭和患者感觉舒适为宜。

【刮拭方法】用单角刮法刮拭翳风、天突。

翳风
当耳后乳突与下颌角之间的凹陷处。

天突
两锁骨中间，胸骨上窝中央。

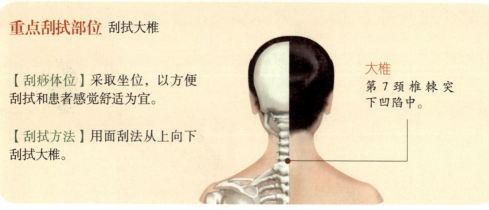

重点刮拭部位 刮拭大椎

【刮痧体位】采取坐位，以方便刮拭和患者感觉舒适为宜。

【刮拭方法】用面刮法从上向下刮拭大椎。

大椎
第 7 颈椎棘突下凹陷中。

重点刮拭部位 刮拭曲池、合谷、鱼际、少商

曲池
肘横纹的外侧端，屈肘时尺泽与肱骨外上髁连线的中点处。

合谷
第1、第2掌骨间，第2掌骨桡侧的中点处。

【刮痧体位】采取坐位，以方便刮拭和患者感觉舒适为宜。

鱼际
第1掌骨中点，赤白肉际处。

少商
拇指末节桡侧，距指甲角0.1寸。

【刮拭方法】用面刮法从上向下刮拭曲池、鱼际、少商，再以平面按揉法按揉合谷。

重点刮拭部位 刮拭太溪、内庭

太溪
在足内侧，内踝后方，当内踝尖与跟腱之间的凹陷处。

内庭
第2、第3趾间，趾蹼缘后方，赤白肉际处。

【刮痧体位】采取坐位，以方便刮拭和患者感觉舒适为宜。

【刮拭方法】用平面按揉法按揉太溪，再用垂直按揉法按揉内庭。

温馨小贴士
WEN XIN XIAO TIE SHI

预防扁桃体炎的关键是锻炼身体，增强体质。患者在日常生活中要注意休息，多饮水，通大便，进流食或软食。咽痛明显时要注意尽早输液治疗，以免感染扩散。反复发作或伴有相应症状时可在急性发作时进行心电图及小便检查，以排除并发肾炎、心肌炎、关节炎等的可能。反复发作或伴有扁桃体周围脓肿的患者最好在炎症消退后手术治疗。要注意本病与会厌炎相区别，不要因为咽喉疼痛就认为是急性扁桃体炎，会厌炎是可以引起短时间呼吸困难而导致死亡的疾病，决不能轻视。因此，如有呼吸不畅，应立即到医院就诊。

用刮痧治疗扁桃体炎，急性患者可每日刮拭1次，一般7次为1个疗程；慢性患者一般14次为1个疗程。

远　视

远视是指在调节放松状态时，平行光线通过眼的屈光系统屈折后，焦点落在视网膜之后的一种屈光状态。表现为视近物看不清，经常视疲劳。远视可并发慢性结膜炎、睑缘炎或睑腺炎，或者假性视盘炎，而儿童有时会发生内斜视，甚至出现弱视。中医认为，该病病因有先天禀赋不足、阴精亏损、肝胆湿热等。刮拭头面部及下肢相关穴位可补益先天、后天，以及清泻肝胆，从而达到治疗的目的。

重点刮拭部位 刮拭百会、头维

百会
前发际正中直上5寸，或两耳尖连线的中点处。

【刮痧体位】可采取坐位，以方便刮拭和患者感觉舒适为宜。

【刮拭方法】用单角刮法刮拭百会、头维。

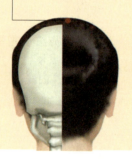
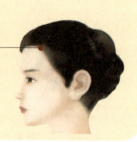

头维
额角发际上0.5寸，头正中线旁开4.5寸。

重点刮拭部位 刮拭睛明、承泣、四白

【刮痧体位】可采取坐位，以方便刮拭和患者感觉舒适为宜。

【刮拭方法】用垂直按揉法按揉睛明，再用平面按揉法按揉承泣、四白。

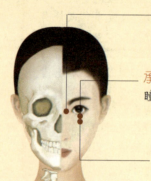

睛明
目内眦角稍上方凹陷处。

承泣
瞳孔直下，眼球与眶下缘之间。

四白
瞳孔直下，眶下孔凹陷处。

重点刮拭部位 刮拭足三里、三阴交

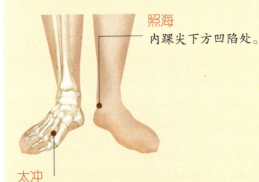

足三里
犊鼻下 3 寸，距胫骨
前缘一横指（中指）处。

【刮痧体位】可采取坐位，以方
便刮拭和患者感觉舒适为宜。

【刮拭方法】用面刮法从上向下
刮拭足三里、三阴交。

三阴交
足内踝尖上 3 寸，
胫骨内侧缘后方。

重点刮拭部位 刮拭照海、太冲

照海
内踝尖下方凹陷处。

【刮痧体位】可采取坐位，以
方便刮拭和患者感觉舒适为宜。

【刮拭方法】用平面按揉法按
揉照海，再用垂直按揉法按揉
太冲。

太冲
第 1 跖骨间隙的后方凹陷处。

刮痧治疗远视一
般 7 次为 1 个疗程，
需治疗 3 ～ 5 个疗程
方可见到成效。

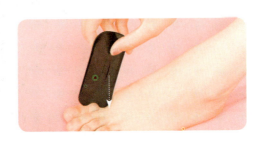

近 视

　　近视也称短视，因患者只能看近物而视远物不清而得名。中医认为，近视是因肝血不足、眼部气血不畅或后天用眼不当、久视伤目等导致的。刮拭身体相关穴位，可以健脾生血、补肝养血、滋阴明目，从而达到治疗的作用。

重点刮拭部位 刮拭睛明、承泣

睛明
目内眦角稍上方凹陷处。

承泣
瞳孔直下，眼球与眶下缘之间。

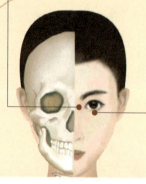
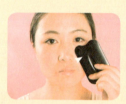
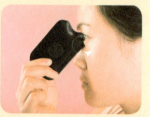

【刮痧体位】采取坐位，以方便刮拭和患者感觉舒适为宜。

【刮拭方法】用垂直按揉法按揉睛明，再用平面按揉法按揉承泣。

重点刮拭部位 刮拭翳明、风池

翳明
在翳风后1寸处。

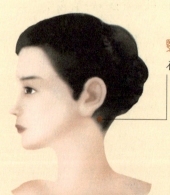

【刮痧体位】采取坐位，以方便刮拭和患者感觉舒适为宜。

【刮拭方法】用单角刮法刮拭翳明、风池。

风池
枕骨之下，与风府相平，胸锁乳突肌与斜方肌上端之间的凹陷处。

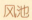

重点刮拭部位 刮拭肝俞、肾俞

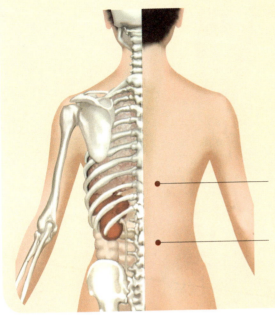

【刮痧体位】采取坐位，以方便刮拭和患者感觉舒适为宜。

【刮拭方法】用面刮法从上向下刮拭肝俞、肾俞。

肝俞
第9胸椎棘突下，旁开1.5寸。

肾俞
第2腰椎棘突下，旁开1.5寸。

重点刮拭部位 刮拭合谷

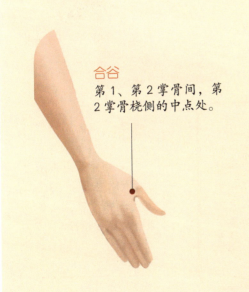

合谷
第1、第2掌骨间，第2掌骨桡侧的中点处。

【刮痧体位】采取坐位，以方便刮拭和患者感觉舒适为宜。

【刮拭方法】用平面按揉法按揉合谷。

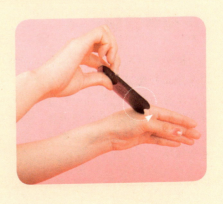

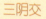

三阴交
足内踝尖上 3 寸，胫骨内侧缘后方。

足三里
犊鼻下 3 寸，距胫骨前缘一横指（中指）处。

光明
外踝尖上 5 寸，腓骨前缘。

【刮痧体位】采取坐位，以方便刮拭和患者感觉舒适为宜。

【刮拭方法】用平面刮法从上向下刮拭足三里、光明、三阴交。

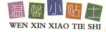

近视患者平时要多注意用眼卫生，看书时要保持正确的姿势，不要躺着看书，工作和学习一段时间后要眺望远处数分钟。同时还应加强身体锻炼，坚持做眼保健操，饮食方面要少食辛辣，多吃一些富含蛋白质、维生素、微量元素锌等的食物。

刮痧治疗近视适用于 18 岁以下的患者，一般 7 次为 1 个疗程，需要治疗 5 ~ 7 个疗程。

視力減退是临床常见症状，可见于多种眼病，但主要是指因用眼不当、用眼过度，或年老、体弱等，以致出现近视、远视、散光、视物模糊等。中医认为，视力减退主要病机为先天禀赋不足，或疾病耗伤，引起肝肾不足、气血虚弱，致目失所养而成。刮拭攒竹、睛明可调节局部经气、眼部气血；刮拭瞳子髎、承泣可辅助治疗眼疾；刮拭肝俞、肾俞可调补肝肾经气；刮拭合谷、风池可疏风通络；刮拭光明可调补肝胆而明目。

重点刮拭部位 刮拭攒竹、瞳子髎、睛明、承泣

攒竹
当眉头凹陷中，眶上切迹处。

瞳子髎
目外眦旁，眶外侧缘处。

睛明
目内眦角稍上方凹陷处。

承泣
瞳孔直下，眼球与眶下缘之间。

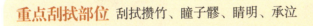

【刮痧体位】采取坐位，以方便刮拭和患者感觉舒适为宜。

【刮拭方法】用平面按揉法按揉攒竹、瞳子髎、承泣，再用垂直按揉法按揉睛明。

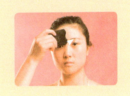

重点刮拭部位 刮拭风池

【刮痧体位】采取坐位，以方便刮拭和患者感觉舒适为宜。

【刮拭方法】用单角刮法刮拭风池。

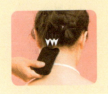

风池
枕骨之下，与风府相平，胸锁乳突肌与斜方肌上端之间的凹陷处。

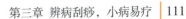

重点刮拭部位 刮拭肝俞、肾俞

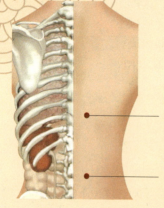

肝俞
第9胸椎棘突下，
旁开1.5寸。

肾俞
第2腰椎棘突下，
旁开1.5寸。

【刮痧体位】采取坐位，以方便
刮拭和患者感觉舒适为宜。

【刮拭方法】用面刮法从上向下
刮拭肝俞、肾俞。

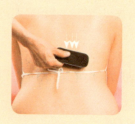

重点刮拭部位 刮拭合谷、光明

合谷
第1、第2掌骨间，第
2掌骨桡侧的中点处。

光明
外踝尖上5寸，
腓骨前缘。

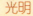

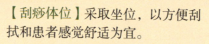

【刮痧体位】采取坐位，以方便刮
拭和患者感觉舒适为宜。

【刮拭方法】用平面按揉法按揉合
谷、光明。

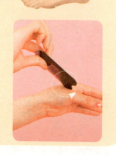

温馨小贴士
WEN XIN XIAO TIE SHI

　　用眼过度是导致视力减退的主要元凶。长
时间阅读或书写时，应每隔一段时间就让眼睛
休息一下。当感觉眼睛疲劳时，可以闭目5分
钟。此外，还可以多吃一些有益肝脏的食物，
如猪肝、菠菜、胡萝卜等。

　　刮痧治疗视力减
退，一般7次为1个
疗程，需治疗5～7
个疗程方可见到成
效。

目赤肿痛是多种眼科疾患中的一种急性症状，俗称火眼或红眼。临床常表现为目睛红赤、畏光、流泪、目涩难睁、眼睑肿胀，可伴头痛、发热、口苦、咽痛等。常见于急性结膜炎、结核性结膜炎、急性流行性结膜炎、急性出血性结膜炎。中医认为，该病多因外感时邪，侵袭目窍，郁而不宣，或因肝胆火盛，经脉闭阻，血壅气滞导致。刮拭眉冲、攒竹、太阳，可治疗眼部疾病；刮拭上星与风池可疏泄风热；刮拭肺俞、肝俞、胆俞，可宣肺清热、疏肝平阳；刮拭少商、三间、二间、合谷、商阳、光明至阳辅、侠溪，可以清热散风、清肝明目。

重点刮拭部位 刮拭上星、眉冲、攒竹、太阳

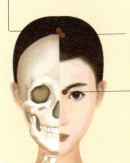

上星
前发际正中直上1寸。

眉冲
攒竹直上入发际0.5寸，神庭与曲差连线之间。

攒竹
当眉头凹陷中，眶上切迹处。

太阳
眉梢与目外眦之间，向后约一横指的凹陷处。

【刮痧体位】采取坐位，以方便刮拭和患者感觉舒适为宜。

【刮拭方法】用面刮法刮拭上星、眉冲、攒竹，再用平面按揉法按揉患侧太阳。

重点刮拭部位 刮拭风池、肺俞、肝俞、胆俞

风池
枕骨之下，与风府相平，胸锁乳突肌与斜方肌上端之间的凹陷处。

肺俞
第3胸椎棘突下，旁开1.5寸。

肝俞
第9胸椎棘突下，旁开1.5寸。

胆俞
第10胸椎棘突下，旁开1.5寸。

【刮痧体位】采取坐位，以方便刮拭和患者感觉舒适为宜。

【刮拭方法】用单角刮法刮拭双侧风池，再用面刮法自上而下刮拭双侧肺俞、肝俞、胆俞。

重点刮拭部位 刮拭少商、三间、二间、合谷、商阳

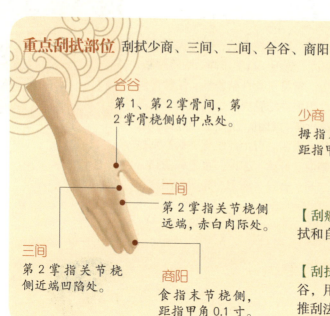

合谷
第1、第2掌骨间，第2掌骨桡侧的中点处。

少商
拇指末节桡侧，距指甲角0.1寸。

二间
第2掌指关节桡侧远端，赤白肉际处。

三间
第2掌指关节桡侧近端凹陷处。

商阳
食指末节桡侧，距指甲角0.1寸。

【刮痧体位】采取坐位，以方便刮拭和自我感觉舒适为宜。

【刮拭方法】用平面按揉法按揉合谷，用面刮法刮三间和二间，再用推刮法刮拭商阳和少商。

重点刮拭部位 刮拭光明至阳辅、侠溪

【刮痧体位】采取坐位，以方便刮拭和患者感觉舒适为宜。

【刮拭方法】用平面刮法刮拭光明至阳辅，再用垂直按揉法按揉侠溪。

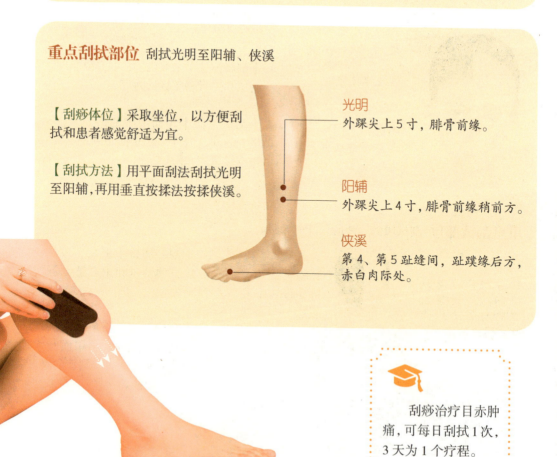

光明
外踝尖上5寸，腓骨前缘。

阳辅
外踝尖上4寸，腓骨前缘稍前方。

侠溪
第4、第5趾缝间，趾蹼缘后方，赤白肉际处。

刮痧治疗目赤肿痛，可每日刮拭1次，3天为1个疗程。

耳鸣表现为经常或间歇性的自觉耳内鸣响，声调多种，或如蝉鸣，或如潮涌，或如雷鸣，难以忍受。鸣响时间或短暂，或间歇出现，或持续不息。耳鸣对听力多有影响，但在早期或神经衰弱及全身性疾病引起的耳鸣，常不影响听力。中医认为，耳鸣有虚实之分。实证主要由风热侵袭、肝火上扰、痰浊上壅导致，耳中暴鸣如钟鼓；虚证主要由肝肾不足、脾胃虚弱导致，常伴有头晕、目眩、腰痛等。根据耳鸣的虚实症状，采用相应的补泻手法刮拭身体的相关穴位，可补虚泻实，从而达到治疗的目的。

耳 鸣

重点刮拭部位 刮拭耳门、听宫、听会、角孙、翳风

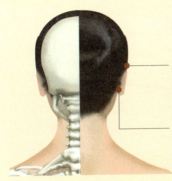

角孙
折耳郭向前，当耳尖直上入发际处。

翳风
当耳后乳突与下颌角之间的凹陷处。

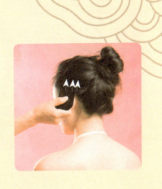

耳门
耳屏上切迹的前方，下颌骨髁状突后缘，张口有凹陷处。

听会
耳屏间切迹的前方，下颌骨髁状突后缘，张口有凹陷处。

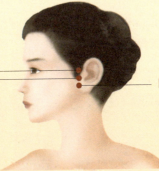

听宫
耳珠平行缺口凹陷中，耳门的稍下方。

【刮痧体位】采取坐位，以方便刮拭和感觉舒适为宜。

【刮拭方法】用单角刮法刮拭角孙、翳风，再用刮痧板角部垂直按揉耳门、听宫、听会。

重点刮拭部位 刮拭肾俞、命门

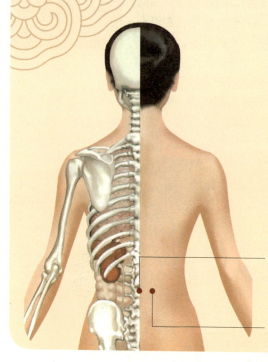
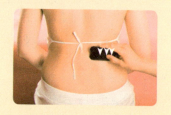

【刮痧体位】采取坐位，以方便刮拭和患者感觉舒适为宜。

【刮拭方法】用面刮法从上向下刮拭肾俞、命门。

命门
后正中线上，第2腰椎棘突下凹陷处。

肾俞
第2腰椎棘突下，旁开1.5寸。

重点刮拭部位 刮拭足三里、太冲

【刮痧体位】采取坐位，以方便刮拭和患者感觉舒适为宜。

【刮拭方法】用面刮法从上向下刮拭足三里，再用垂直按揉法按揉太冲。

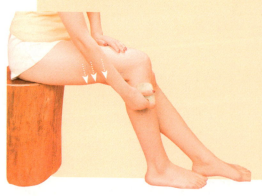
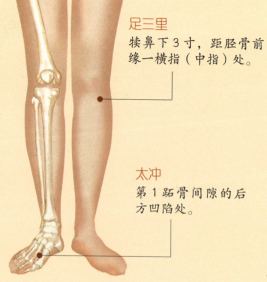

足三里
犊鼻下3寸，距胫骨前缘一横指（中指）处。

太冲
第1跖骨间隙的后方凹陷处。

重点刮拭部位 刮拭中渚、少泽

【刮痧体位】采取坐位，以方便刮拭和患者感觉舒适为宜。

【刮拭方法】用垂直按揉法按揉中渚，再以面刮法刮拭少泽。

中渚
手背第4、第5掌指关节后方凹陷中，液门直上1寸处。

少泽
小指末节尺侧，距指甲角0.1寸。

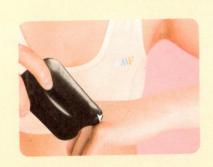

温馨小贴士
WEN XIN XIAO TIE SHI

一旦患有耳鸣，切勿胡思乱想，应保持轻松畅快的心情，并保证充足的睡眠。

1. 避开噪声。最好能远离嘈杂的环境，居住在相对安静的环境中，这对耳鸣的治疗有很大的帮助。

2. 多吃有活血作用的食物。活血化瘀能扩张血管，改善血液黏稠度，有利于保持耳部小血管的正常微循环。可常食用黑木耳、韭菜、黄酒等。

3. 保持轻松、乐观等良好的心态，可减轻或缓解耳鸣现象。

刮痧治疗耳鸣，一般实证3次1个疗程，即可治愈；虚证7次1个疗程，需长期治疗。刮拭时应根据病证的虚实，采用相应的补泻手法。

鼻窦炎

鼻窦炎以鼻流腥臭脓涕、鼻塞、嗅觉减退为主要症状，常伴头痛。鼻窦炎有急性和慢性之分。中医称为"鼻渊""脑漏"等。刮拭百会、风池可疏风解表；刮拭印堂、迎香、上迎香、攒竹可通经活络而利鼻窍；刮拭胆俞至脾俞可平肝利胆、疏热泄阳；刮拭列缺至太渊可宣肺理气；刮拭合谷可疏风解表。

重点刮拭部位 刮拭百会

百会
前发际正中直上5寸，或两耳尖连线的中点处。

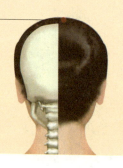

【刮痧体位】可采取坐位，以方便刮拭和患者感觉舒适为宜。

【刮拭方法】用单角刮法刮拭百会。

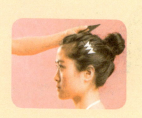

重点刮拭部位 刮拭印堂、攒竹、上迎香、迎香

印堂
两眉头连线的中点处。

攒竹
当眉头凹陷中，眶上切迹处。

上迎香
鼻翼软骨与鼻甲的交界处，近处鼻唇沟上端处。

迎香
鼻翼外缘中点旁，鼻唇沟中。

【刮痧体位】可采取坐位，也可采取仰卧，以方便刮拭和患者感觉舒适为宜。

【刮拭方法】用平面按揉法按揉印堂、攒竹、上迎香、迎香。

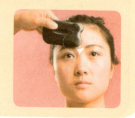

重点刮拭部位 刮拭风池、胆俞至脾俞

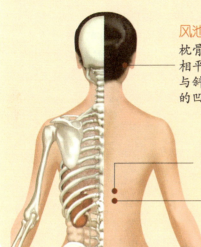

风池
枕骨之下，与风府相平，胸锁乳突肌与斜方肌上端之间的凹陷处。

胆俞
第 10 胸椎棘突下，旁开 1.5 寸。

脾俞
第 11 胸椎棘突下，旁开 1.5 寸。

【刮痧体位】可采取坐位，也可采取俯卧，以方便刮拭和患者感觉舒适为宜。

【刮拭方法】用单角刮法刮拭双侧风池，再以面刮法刮拭双侧胆俞至脾俞。

重点刮拭部位 刮拭合谷、列缺至太渊

列缺
桡骨茎突上方，腕横纹上 1.5 寸处。

太渊
腕掌侧横纹桡侧端，桡动脉搏动处。

合谷
第 1、第 2 掌骨间，第 2 掌骨桡侧的中点处。

【刮痧体位】可采取坐位，以方便刮拭和患者感觉舒适为宜。

【刮拭方法】用面刮法刮拭列缺至太渊，再用平面按揉法按揉合谷。

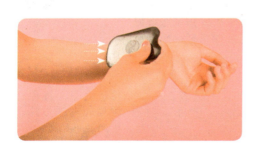

刮痧治疗鼻窦炎，一般刮拭 7 次为 1 个疗程，需 3 ~ 4 个疗程方可见效。

咽喉肿痛

咽喉肿痛又称"喉痹"，以咽喉部红肿疼痛、吞咽不适为特征。咽上接食管，下通于胃；喉上接气管，下通于肺。如外感风热之邪熏灼肺系，或肺、胃二经郁热上壅，而致咽喉肿痛，属实热证；如肾阴不能上润咽喉，虚火上炎，亦可致咽喉肿痛，属阴虚证。刮拭颈部相关穴位，可快速改善咽喉部位血液循环，消炎解毒；刮拭背部相关穴位可祛风宣肺、清热消肿；刮拭四肢相关穴位，可疏风解表、滋阴降火，有助于改善炎症反应。

重点刮拭部位 刮拭廉泉

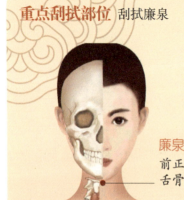

廉泉
前正中线上，结喉上方，舌骨上缘凹陷处。

【刮痧体位】采取坐位，以方便刮拭和患者感觉舒适为宜。

【刮拭方法】用面刮法从上向下缓慢刮拭廉泉，不宜过重，稍出痧即可。

重点刮拭部位 刮拭天突、风池

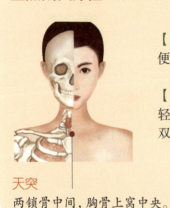

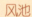

【刮痧体位】采取坐位，以方便刮拭和患者感觉舒适为宜。

【刮拭方法】用单角刮法缓慢轻刮天突，再用单角刮法刮拭双侧风池。

风池
枕骨之下，与风府相平，胸锁乳突肌与斜方肌上端之间的凹陷处。

天突
两锁骨中间，胸骨上窝中央。

重点刮拭部位 刮拭大椎、风门至肺俞

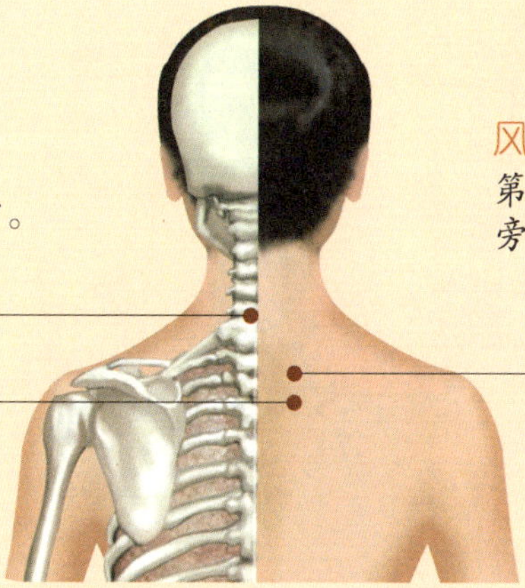

大椎
第7颈椎棘突下凹陷中。

肺俞
第3胸椎棘突下，
旁开1.5寸。

风门
第2胸椎棘突下，
旁开1.5寸。

【刮痧体位】采取坐位，以方
便刮拭和患者感觉舒适为宜。

【刮拭方法】用面刮法从上向
下刮拭大椎、双侧风门至肺俞。

重点刮拭部位 刮拭曲池、尺泽、列缺、合谷

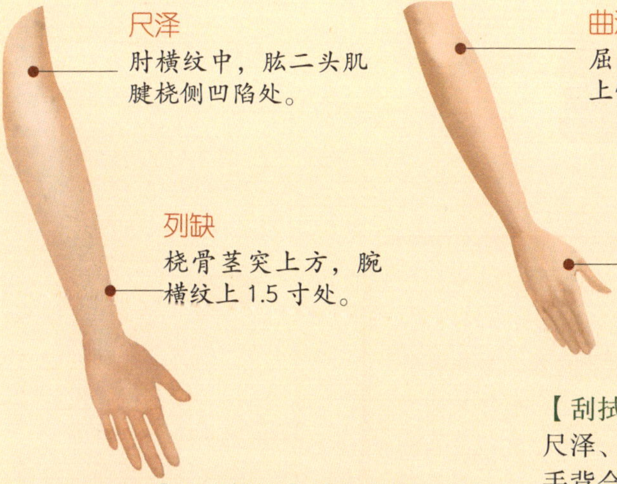

尺泽
肘横纹中，肱二头肌
腱桡侧凹陷处。

曲池
屈肘时尺泽与肱骨外
上髁连线的中点处。

列缺
桡骨茎突上方，腕
横纹上1.5寸处。

合谷
第1、第2掌骨间，第
2掌骨桡侧的中点处。

【刮痧体位】采取坐位，以方
便刮拭和患者感觉舒适为宜。

【刮拭方法】用面刮法刮拭曲池、
尺泽、列缺，再用平面按揉法按揉
手背合谷。重刮前臂尺泽，至皮肤
发红，皮下紫色痧斑、痧痕形成为止。
最后重刮合谷30次，可不出痧。

重点刮拭部位 刮拭太溪、水泉、丰隆、冲阳

水泉

内踝后下方，太溪直下1寸，跟骨结节的内侧凹陷处。

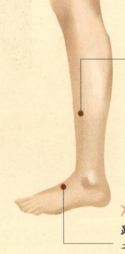

丰隆

外踝尖上8寸，条口外，距胫骨前缘二横指（中指）。

太溪

在足内侧，内踝后方，当内踝尖与跟腱之间的凹陷处。

冲阳

踇长伸肌腱和趾长伸肌腱之间，足背动脉搏动处。

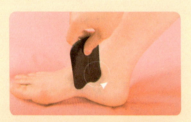

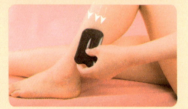

【刮痧体位】采取坐位，以方便刮拭和患者感觉舒适为宜。

【刮拭方法】用面刮法刮拭丰隆、冲阳，再用平面按揉法按揉太溪和水泉。

温馨小贴士
WEN XIN XIAO TIE SHI

　　咽喉肿痛者宜吃清淡多汁的各种新鲜蔬菜瓜果，宜吃具有散风清热、生津利咽作用的食物，宜吃具有清泻肺热胃火作用的食物，宜吃具有养阴降火作用的食物；忌吃辛辣刺激性食物，忌吃性属温热上火的食物，忌吃煎炒香燥伤阴的食物，忌吃黏糯滋腻的食物，忌烟酒。

　　刮痧治疗咽喉肿痛，一般刮拭4次为1个疗程，普通患者一般1个疗程便可见效。

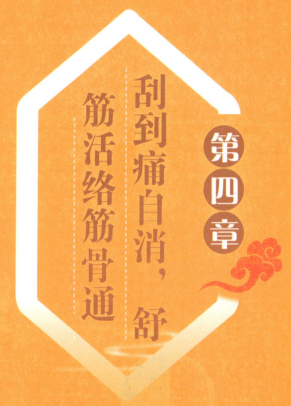

第四章

刮到痛自消，舒
筋活络筋骨通

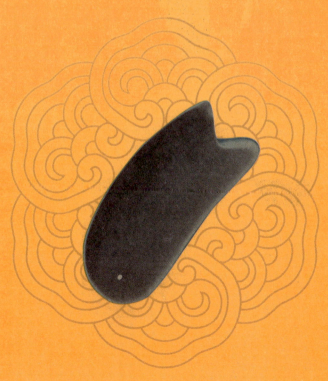

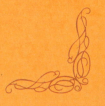

落 枕

　　落枕是指急性颈部肌肉痉挛、强直、酸胀、疼痛，头颈转动障碍等，轻者可自行痊愈，重者能迁延数周。可因劳累过度、睡眠时头颈部位置不当、枕头高低软硬不适，使颈部肌肉长时间处于过度伸展或紧张状态，引起颈部肌肉静力性损伤或痉挛；也可因风寒湿邪侵袭，或因外力袭击，或因肩扛重物等导致。中医认为，落枕常因颈筋受挫，气滞血瘀，不通则痛，或素体肝肾亏虚，筋骨痿弱，气血运行不畅，加之夜间沉睡，颈肩外露，感受风寒，气血痹阻，经络不通而导致。刮拭相关穴位，可以活血化瘀通络，祛风散寒，活血止痛。刮拭风府至大椎、风门可疏风散寒、解表通阳；刮拭风池至肩井（治疗颈项强痛的常用穴）可祛风；刮拭落枕可治疗落枕；刮拭后溪、中渚可治颈项强痛；刮拭阳陵泉至悬钟可治颈项疼痛。

重点刮拭部位 刮拭风池至肩井

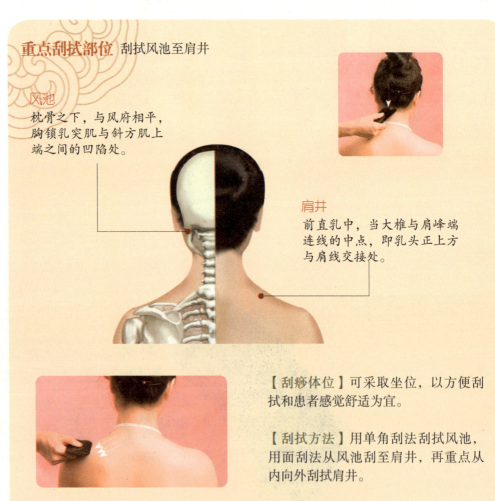

风池
枕骨之下，与风府相平，胸锁乳突肌与斜方肌上端之间的凹陷处。

肩井
前直乳中，当大椎与肩峰端连线的中点，即乳头正上方与肩线交接处。

【刮痧体位】可采取坐位，以方便刮拭和患者感觉舒适为宜。

【刮拭方法】用单角刮法刮拭风池，用面刮法从风池刮至肩井，再重点从内向外刮拭肩井。

重点刮拭部位 刮拭风府至大椎、风门

风府
后发际正中直上 1 寸，枕外隆凸直下，两侧斜方肌之间的凹陷处。

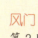

大椎
第 7 颈椎棘突下凹陷中。

风门
第 2 胸椎棘突下，旁开 1.5 寸。

【刮痧体位】可采取坐位，以方便刮拭和患者感觉舒适为宜。

【刮拭方法】用面刮法从上向下刮拭风府至大椎、风门。

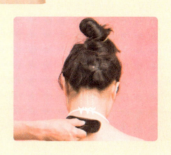

重点刮拭部位 刮拭落枕、中渚、后溪

中渚
第 4、第 5 掌指关节后方凹陷中，液门直上 1 寸处。

后溪
第 5 指掌关节后尺侧的远侧掌横纹头赤白肉际处。

落枕
第 2、第 3 掌骨间，掌指关节后 0.5 寸凹陷中。

【刮痧体位】可采取坐位，以方便刮拭和患者感觉舒适为宜。

【刮拭方法】用垂直按揉法按揉手背上的落枕、中渚，刮拭后溪。

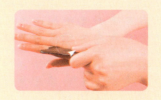

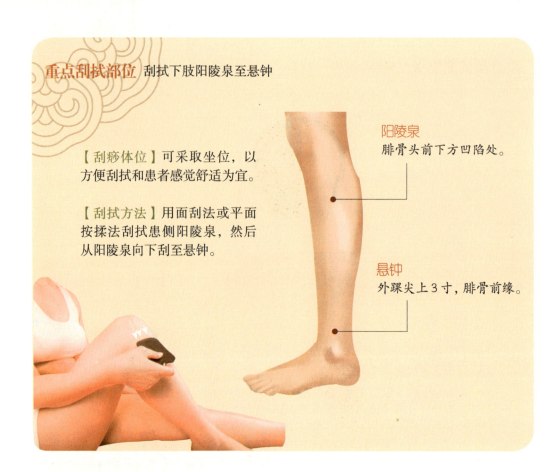

重点刮拭部位 刮拭下肢阳陵泉至悬钟

阳陵泉
腓骨头前下方凹陷处。

【刮痧体位】可采取坐位，以方便刮拭和患者感觉舒适为宜。

【刮拭方法】用面刮法或平面按揉法刮拭患侧阳陵泉，然后从阳陵泉向下刮至悬钟。

悬钟
外踝尖上3寸，腓骨前缘。

温馨小贴士
WEN XIN XIAO TIE SHI

落枕症状缓解后可行颈部功能锻炼，以增强颈部力量，减少复发。方法如下：两脚分开与肩同宽，双手叉腰。分别做抬头望月，低头看地，头颈向前或后转；眼看右方头颈向左后转；眼看左后方头颈向左侧弯、头颈向左后转；头颈向左侧弯、头颈向右侧弯、头颈前伸并侧转向左前下方、头颈转向右后上方、头颈转向左后上方、头颈左右各环绕1周。以上动作宜缓慢，并尽力做到所能达到的范围。落枕起病较快，但病程也很短，1周以内多能痊愈。及时治疗可缩短病程，不治疗者也可自愈，但易复发。落枕症状反复发作或长时间不愈的应考虑颈椎病的存在，应找专科医生检查，以便及早发现、及早治疗。

刮痧治疗落枕，疗效显著，一般1～2次为1个疗程。注意，刮拭时手法不宜过重，以免造成皮肤损伤。

颈椎病

颈椎病又称颈椎综合征，是由于颈部长期劳损，使颈椎及其周围软组织发生病理改变或骨质增生等，导致颈神经根、颈部脊髓、椎动脉及交感神经受到压迫或刺激而引起的一组复杂的症候群。一般出现颈僵，活动受限，一侧或两侧颈、肩、臂放射性疼痛，头痛头晕，肩、臂、指麻木，胸闷心悸等症状。中医认为，本病多由外感风寒湿邪，引起督脉受损，气血滞涩，或气血不足导致，另外各种慢性损伤也会造成颈椎及其周围组织不同程度损伤。刮拭颈部与四肢相关穴位，能够疏风散寒、温经通络、行气活血，从而有效缓解颈部疼痛，防止颈椎病变。

重点刮拭部位 刮拭风府至身柱、天柱至大杼

风府
后发际正中直上1寸，枕外隆凸直下，两侧斜方肌之间凹陷处。

天柱
在项部，斜方肌外缘之后发际凹陷中，约当后发际正中旁开1.3寸。

大杼
第1胸椎棘突下，旁开1.5寸。

身柱
后正中线上，第3胸椎棘突下凹陷中。

【刮痧体位】可采取坐位，也可采取俯卧，以方便刮拭和患者感觉舒适为宜。

【刮拭方法】用面刮法从上向下分段刮拭风府至身柱；用刮痧板双角部从上向下分段刮拭两侧天柱至大杼。

重点刮拭部位 刮拭风池至肩井

风池
枕骨之下，与风府相平，胸锁乳突肌与斜方肌上端之间的凹陷处。

肩井
前直乳中，当大椎与肩峰端连线的中点，即乳头正上方与肩线交接处。

【刮痧体位】可采取坐位，也可采取俯卧，以方便刮拭和患者感觉舒适为宜。

【刮拭方法】用单角刮法重点刮拭风池，再用面刮法分段刮拭双侧风池至肩井，重点刮拭肩井。刮拭过程中对有疼痛、结节和肌肉紧张僵硬的区域应重点刮拭。

重点刮拭部位 刮拭外关、中渚

外关
阳池与肘尖的连线上，腕背横纹上2寸，尺骨与桡骨之间。

中渚
第4、第5掌指关节后方凹陷中，液门直上1寸。

【刮痧体位】可采取坐位，以方便刮拭和患者感觉舒适为宜。

【刮拭方法】用面刮法从上向下刮拭外关，用垂直按揉法按揉中渚。

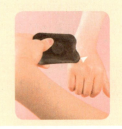

重点刮拭部位 刮拭阳陵泉至悬钟

【刮痧体位】可采取坐位，以方便刮拭和患者感觉舒适为宜。

【刮拭方法】用面刮法从上向下分段刮拭阳陵泉至悬钟。

阳陵泉
腓骨头前下方凹陷处。

悬钟
外踝尖上3寸，腓骨前缘。

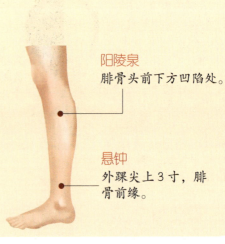

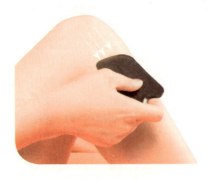

刮痧治疗颈椎病，一般刮拭3~7次为1个疗程。刮痧的部位不仅仅局限于"点"和"线"，可随着颈肩病变部位的不同，相应地扩大治疗"面"。

　　肩周炎又称漏肩风、五十肩、冻结肩，是以肩关节疼痛和活动不便为主要症状的常见病症。早期肩关节呈阵发性疼痛，常因天气变化及劳累诱发，以后逐渐发展为持续性疼痛，并逐渐加重，昼轻夜重，夜不能寐，不能向患侧侧卧，肩关节向各个方向的主动和被动活动均受限。肩部受到牵拉时，可引起剧烈疼痛。肩关节可有广泛压痛，并向颈部及肘部放射，还可出现不同程度的三角肌萎缩。中医认为，肩周炎多因气血不足、外感风寒或闪挫劳伤伤及肩周筋脉，致使气血不通而痛，继而发病。刮拭身体相关穴位，可以温经通络、行气活血，从而改善肩周炎的症状。

重点刮拭部位 刮拭大椎至身柱、肩井、天宗

大椎
第7颈椎棘突下凹陷中。

身柱
后正中线上，第3胸椎棘突下凹陷中。

肩井
前直乳中，当大椎与肩峰端连线的中点，即乳头正上方与肩线交接处。

天宗
冈下窝中央凹陷处，与第4胸椎相平。

【刮痧体位】可采取坐位，也可以采取俯卧，以方便刮拭和患者感觉舒适为宜。

【刮拭方法】用面刮法从内向外刮拭肩井，并滑向肩下，对有疼痛和结节的部位重点刮拭；用面刮法从上向下刮拭大椎至身柱，两侧天宗。

重点刮拭部位 刮拭曲池

曲池
肘横纹的外侧端，屈肘时尺泽与肱骨外上髁连线的中点处。

【刮痧体位】可采取坐位，以方便刮拭和患者感觉舒适为宜。

【刮拭方法】用面刮法从上向下刮拭曲池。

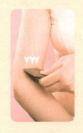

重点刮拭部位 刮拭合谷、外关、中渚

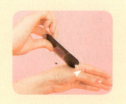

外关
阳池与肘尖的连线上，腕背横纹上2寸，尺骨与桡骨之间。

合谷
第1、第2掌骨间，第2掌骨桡侧的中点。

中渚
第4、第5掌指关节后方凹陷中，液门直上1寸。

【刮痧体位】可采取坐位，以方便刮拭和患者感觉舒适为宜。

【刮拭方法】用平面按揉法按揉外关、合谷；用垂直按揉法按揉中渚。

重点刮拭部位 刮拭阳陵泉

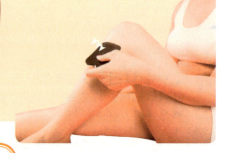

阳陵泉
腓骨头前下方凹陷处。

【刮痧体位】可采取坐位，以方便刮拭和患者感觉舒适为宜。

【刮拭方法】用面刮法从上向下刮拭阳陵泉。

温馨小贴士
WEN XIN XIAO TIE SHI

刮痧对本病有较好的疗效，但要坚持多疗程治疗，以巩固疗效。在预防和护理方面要注意以下几点。

1. 加强体育锻炼是预防和治疗肩周炎的有效方法，但贵在坚持。如果不坚持锻炼，不坚持做康复治疗，则肩关节的功能难以恢复正常。

2. 营养不良可导致体质虚弱，而体质虚弱又易受邪气侵袭，引发肩周炎。如果营养补充得比较充分，加上适当锻炼，常可预防肩周炎复发。

刮痧治疗肩周炎，一般7次为1个疗程。在进行刮拭时，可适当让患者活动肩膀，以疏通经气。

肩颈酸痛或胀痛，部分刺痛或灼痛，劳累时加重，休息时减轻，适当活动和经常改变体位时减轻，活动过度又加重。中医认为，肩颈酸痛由风寒外袭、劳倦损伤引起局部气血瘀滞导致。刮痧可以舒筋通络，活血化瘀，增进局部新陈代谢，使本来僵硬的肌肉得到放松，从而缓解肩颈酸痛症状。

重点刮拭部位 刮拭风府至大椎

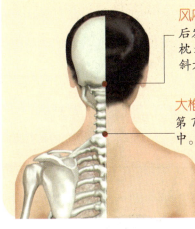

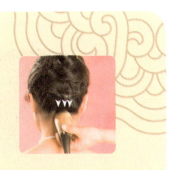

风府
后发际正中直上1寸，枕外隆凸直下，两侧斜方肌之间的凹陷处。

大椎
第7颈椎棘突下凹陷中。

【刮痧体位】采取坐位，以患者感觉舒适为宜。

【刮拭方法】用面刮法从上向下刮拭风府至大椎。

重点刮拭部位 刮拭天柱至大杼

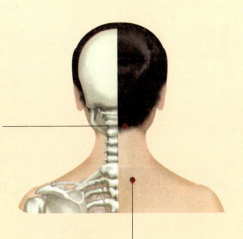

天柱
在项部，斜方肌外缘之后发际凹陷中，约当后发际正中旁开1.3寸。

【刮痧体位】采取坐位，以患者感觉舒适为宜。

【刮拭方法】用双角刮法从上向下刮拭天柱至大杼。

大杼
第1胸椎棘突下，旁开1.5寸。

重点刮拭部位 刮拭风池

风池
枕骨之下，与风府相平，胸锁乳突肌与斜方肌上端之间的凹陷处。

【刮痧体位】采取坐位，以患者感觉舒适为宜。

【刮拭方法】用单角刮法刮拭双侧风池。

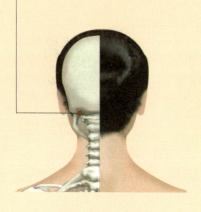

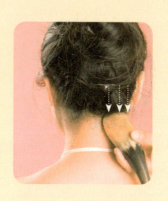

重点刮拭部位 刮拭肩井

【刮痧体位】采取坐位，以患者感觉舒适为宜。

【刮拭方法】用面刮法从内向外刮拭肩井。

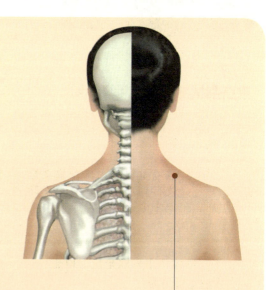

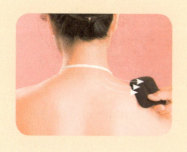

肩井
前直乳中，当大椎与肩峰端连线的中点，即乳头正上方与肩线交接处。

腰痛是以腰部一侧或两侧疼痛为主要症状的一种病症，可由劳累、外伤、感受风湿或受寒等各种原因引起。腰为肾之府，足少阴肾经的循行"贯脊属肾"，故腰痛与肾及腰脊部经脉、经筋、络脉的病损有关。腰痛可由多种疾病引起，如腰部肌肉、韧带和关节的损伤或病变，或某些疾病如风湿病、肾脏疾患、骨骼劳损、腰椎增生乃至盆腔疾患。刮拭背腰部相关穴位，可以改善腰部血液循环，舒筋活络，对腰部肌肉的慢性损伤、炎症、骨质增生及肾虚腰痛有治疗作用；刮拭下肢相关穴位，可疏通膀胱经，对腰部、肾脏和生殖器官起到调节作用，可以治疗多种原因引起的腰部疼痛。

重点刮拭部位 刮拭命门、肾俞、志室

命门
后正中线上，第2腰椎棘突下凹陷处。

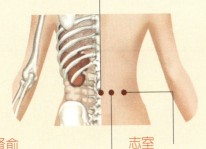

肾俞
第2腰椎棘突下，旁开1.5寸。

志室
第2腰椎棘突下，旁开3寸。

【刮痧体位】可采取俯卧，也可采取坐位，以方便刮拭和患者感觉舒适为宜。

【刮拭方法】用面刮法从上向下刮拭命门，再分别刮拭两侧肾俞、志室。

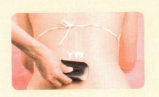

重点刮拭部位 刮拭腰眼

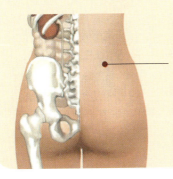

腰眼
在第4腰椎棘突下，旁开约3.5寸凹陷中。

【刮痧体位】可采取俯卧，也可采取坐位，以方便刮拭和患者感觉舒适为宜。

【刮拭方法】用面刮法分别从上向下刮拭两侧腰眼。

重点刮拭部位 刮拭委阳、委中、阴谷

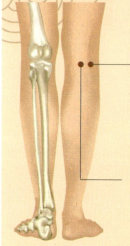

委阳
腘横纹外侧端，股二头肌腱的内侧。

委中
腘横纹中点，股二头肌腱与半腱肌腱中间。

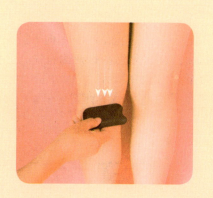

【刮痧体位】 可采取俯卧，以方便刮拭和患者感觉舒适为宜。

【刮拭方法】 用面刮法刮拭下肢委阳、阴谷、委中。也可用拍打法拍打这几处穴位，注意拍打力度由轻渐重，两次拍打要有间歇。

阴谷
腘窝内侧，屈膝时，半腱肌腱与半膜肌腱之间。

温馨小贴士
WEN XIN XIAO TIE SHI

　　预防腰痛应避免坐卧湿地，若涉水、淋雨或身劳汗出后应立即换衣擦身，暑天湿热郁蒸时应避免夜宿室外或贪冷喜水。勿勉力举重，不做没有准备动作的剧烈运动。本病的根本在肾虚，故应避免房事及劳役过度。对腰痛进行护理时，可做自我按摩，活动腰部，打太极拳，勤用热水洗澡。

　　刮痧治疗腰痛，一般10次为1个疗程。注意：不明原因的腰痛应先查明原因，如有器质性疾病，应先治疗原发病。

腰酸背痛可能出现在从脖子到腰部的任何一个位置，可能是一小部分，也可能扩散到很大范围。中医认为，腰酸背痛多因寒湿、劳损、肾虚导致。刮拭身体相关穴位，可以散寒化湿、舒经通络、补肾填精，从而缓解腰酸背痛的症状。

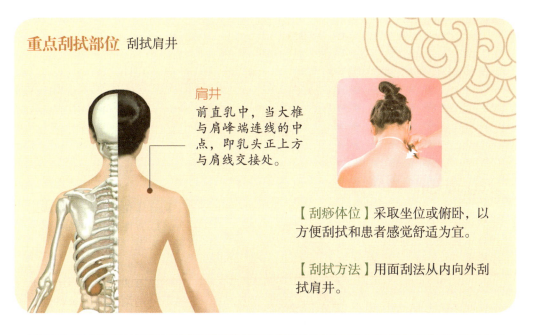

重点刮拭部位 刮拭肩井

肩井
前直乳中，当大椎与肩峰端连线的中点，即乳头正上方与肩线交接处。

【刮痧体位】采取坐位或俯卧，以方便刮拭和患者感觉舒适为宜。

【刮拭方法】用面刮法从内向外刮拭肩井。

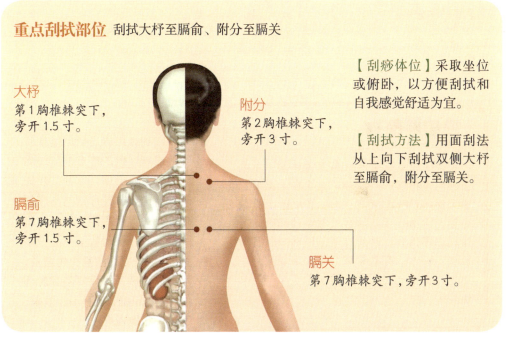

重点刮拭部位 刮拭大杼至膈俞、附分至膈关

大杼
第1胸椎棘突下，旁开1.5寸。

附分
第2胸椎棘突下，旁开3寸。

膈俞
第7胸椎棘突下，旁开1.5寸。

膈关
第7胸椎棘突下，旁开3寸。

【刮痧体位】采取坐位或俯卧，以方便刮拭和自我感觉舒适为宜。

【刮拭方法】用面刮法从上向下刮拭双侧大杼至膈俞，附分至膈关。

重点刮拭部位 刮拭大椎至至阳

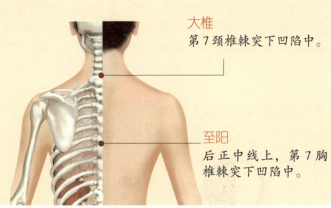

大椎
第7颈椎棘突下凹陷中。

【刮痧体位】采取坐位或俯卧，以方便刮拭和患者感觉舒适为宜。

【刮拭方法】用面刮法从上向下刮拭大椎至至阳。

至阳
后正中线上，第7胸椎棘突下凹陷中。

重点刮拭部位 刮拭命门、肾俞、志室

命门
后正中线上，第2腰椎棘突下凹陷处。

【刮痧体位】采取坐位或俯卧，以方便刮拭和患者感觉舒适为宜。

【刮拭方法】用面刮法从上向下分别刮拭命门及双侧肾俞、志室。

肾俞
第2腰椎棘突下，旁开1.5寸。

志室
第2腰椎棘突下，旁开3寸。

温馨小贴士 WEN XIN XIAO TIE SHI

腰酸背痛者平时应多注意休息，不要长时间保持同一个姿势；久坐或久站时，皆需要每隔一段时间（1～2小时）更换姿势，活动一下；注意腰背部的保暖；并养成规律性做运动的习惯，运动项目可为散步、游泳、有氧舞蹈、柔软操或背部运动等；多吃一些富含钙的食物（牛奶、豆制品等）。

以刮痧部位出痧后呈现微红色或紫红色的痧点、斑块为度。一般血瘀证、实证、热证较容易出痧，且疗效与出痧的多少有关。而寒证、体胖与肌肉发达者，服药数量与品种多者，特别是服用激素类药物者，不容易出痧，但只要刮痧的部位、方法正确，就有治疗效果，不可一味地强求出痧。

腰椎间盘突出症是较为常见的疾患之一，主要是因为腰椎间盘各部分（髓核、纤维环及软骨板），尤其是髓核，有不同程度的退行性改变后，在外力因素的作用下，椎间盘的纤维环破裂，髓核组织从破裂之处突出（或脱出）于后方或椎管内，导致相邻脊神经根遭受刺激或压迫，从而产生腰部疼痛，一侧下肢或双下肢麻木、疼痛等一系列临床症状。中医认为，腰椎间盘突出症由经络不调、气血瘀滞、筋骨失养、血气不通引起，多累及督脉和循行于腿部的经脉等。刮拭身体相关穴位，可以温经通络、行气活血、散风止痛。

重点刮拭部位 刮拭命门、肾俞、腰俞

命门
后正中线上，第2腰椎棘突下凹陷处。

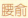

腰俞
后正中线上，适对骶管裂孔。

肾俞
第2腰椎棘突下，旁开1.5寸。

【刮痧体位】可采取坐位或俯卧，以方便刮拭和患者感觉舒适为宜。

【刮拭方法】用面刮法从上向下刮拭肾俞、命门、腰俞。

重点刮拭部位 刮拭环跳、承扶

环跳
股骨大转子最凸点与骶管裂孔连线的外1/3与中1/3交点处。

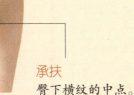

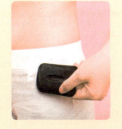

承扶
臀下横纹的中点。

【刮痧体位】采取侧卧，以方便刮拭和患者感觉舒适为宜。

【刮拭方法】用面刮法从里向外刮拭环跳、承扶。

重点刮拭部位 刮拭委中、承山、风市、阳陵泉、悬钟

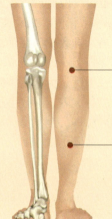

风市
大腿外侧部的中线上，腘横纹上7寸，或直立垂手时，中指指尖处。

委中
腘横纹中点，股二头肌腱与半腱肌腱的中间。

阳陵泉
腓骨头前下方凹陷处。

承山
小腿后面正中，委中与昆仑之间，当伸直小腿或足跟上提时腓肠肌肌腹下出现尖角凹陷处。

悬钟
外踝尖上3寸，腓骨前缘。

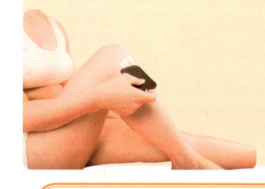

【刮痧体位】刮拭风市时可采取侧卧，其余部位刮拭时可采取坐位或俯卧，以方便刮拭和患者感觉舒适为宜。

【刮拭方法】用面刮法从上向下刮拭风市、阳陵泉、委中、承山、悬钟。

温馨小贴士
WEN XIN XIAO TIE SHI

　　腰椎间盘突出症是退行性变加积累伤所致，而积累伤又会加重椎间盘的退行性变，因此预防的重点在于减少积累伤。平时要有良好的坐姿，睡眠时的床不宜太软。长期伏案工作者需要注意桌、椅高度，定期改变姿势。职业工作中需要常弯腰者，应定时做伸腰、挺胸活动，并使用宽的腰带。应加强腰背肌训练，增加脊柱的内在稳定性；长期使用护腰者，尤其需要注意腰背肌锻炼，以防止失用性肌肉萎缩带来的不良后果。如需弯腰取物，最好采用屈髋、屈膝下蹲的方式，以减少对腰椎间盘后方的压力。

　　刮痧治疗腰椎间盘突出症，一般10次为1个疗程。刮拭力度要以患者感觉舒适为宜，但应对选择的刮痧部位反复刮拭，直至刮出痧斑为止。

坐骨神经痛是因坐骨神经根受压导致的，以疼痛放射至一侧或双侧臀部、大腿后侧为特征。疼痛可以是锐痛，也可以是钝痛；可以是刺痛，也可以是灼痛；可以是间断的，也可以是持续的。疼痛通常只发生在身体的一侧，可因咳嗽、喷嚏、弯腰、举重物而加重。中医认为，坐骨神经痛与肝肾亏虚有关。如果患者血气虚弱，肝肾亏虚，再加上劳累过度或外感寒湿之邪导致寒湿闭阻经脉，血气瘀滞或筋骨失养，则发坐骨神经痛。刮拭腰背部和下肢相关穴位，可以清热利湿、疏经活络、散风止痛，从而有效缓解疼痛。

重点刮拭部位 刮拭肝俞、肾俞、命门、关元俞、中髎、秩边

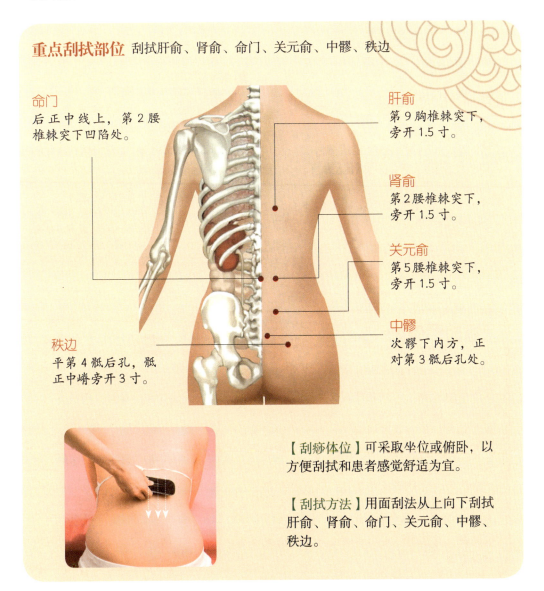

命门
后正中线上，第2腰椎棘突下凹陷处。

肝俞
第9胸椎棘突下，旁开1.5寸。

肾俞
第2腰椎棘突下，旁开1.5寸。

关元俞
第5腰椎棘突下，旁开1.5寸。

中髎
次髎下内方，正对第3骶后孔处。

秩边
平第4骶后孔，骶正中嵴旁开3寸。

【刮痧体位】可采取坐位或俯卧，以方便刮拭和患者感觉舒适为宜。

【刮拭方法】用面刮法从上向下刮拭肝俞、肾俞、命门、关元俞、中髎、秩边。

重点刮拭部位 刮拭环跳、风市

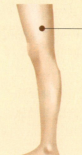

环跳

股骨大转子最凸点与骶管裂孔连线的外 1/3 与中 1/3 交点处。

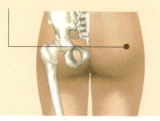

风市

大腿外侧部的中线上，腘横纹上 7 寸，或直立垂手时，中指指尖处。

【刮痧体位】可采取侧卧，以方便刮拭和患者感觉舒适为宜。

【刮拭方法】用面刮法从里向外刮拭环跳，再用面刮法从上向下刮拭风市。

重点刮拭部位 刮拭委中、承山

【刮痧体位】可采取坐位或俯卧，以方便刮拭和患者感觉舒适为宜。

【刮拭方法】用面刮法从上向下刮拭委中、承山。

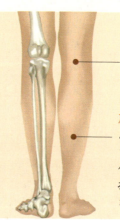

委中

腘横纹中点，股二头肌腱与半腱肌腱的中间。

承山

小腿后面正中，委中与昆仑之间，当伸直小腿或足跟上提时腓肠肌肌腹下出现尖角凹陷处。

WEN XIN XIAO TIE SHI

在家可适当做些运动来减少疼痛和预防坐骨神经痛，由于个体差异，每个人的运动也有所不同。对大多数人来说，行走和游泳可强化后背肌肉。如果长时间站立，则头应该向前，背部应该挺直，均匀分配两脚重力，保持腿部直立。坐着时，腰背部应该有支撑，背部保持伸直状态；臀部略高于膝部，让脊椎下部自然弯曲，给予神经活动充足的空间；脚应该平放于地面，如有必要可使用脚凳；如果感觉不舒服的话，可使用一个小垫子或者成卷的毛巾支撑腰背部。

刮痧治疗坐骨神经痛，一般 7 次为 1 个疗程，可明显减轻疼痛。只表现为臀部或腿部某一部分疼痛的患者，在侧重病变部位刮痧治疗的同时，也不应忽视整体刮痧治疗。

一般来说，下肢酸痛以膝关节酸痛最为常见，主要是因为膝关节是人体关节中负重最多且运动量最大的关节，所以最易出现劳损和运动损伤。中医认为，下肢酸痛是肾阳不足，气血运行无力，导致气滞血瘀，不通则痛；或者肝血亏虚，不荣则痛。刮痧可以调补肾气、疏经活络、祛风散寒，从而有效缓解下肢酸痛的症状。

重点刮拭部位 刮拭命门、肾俞、志室

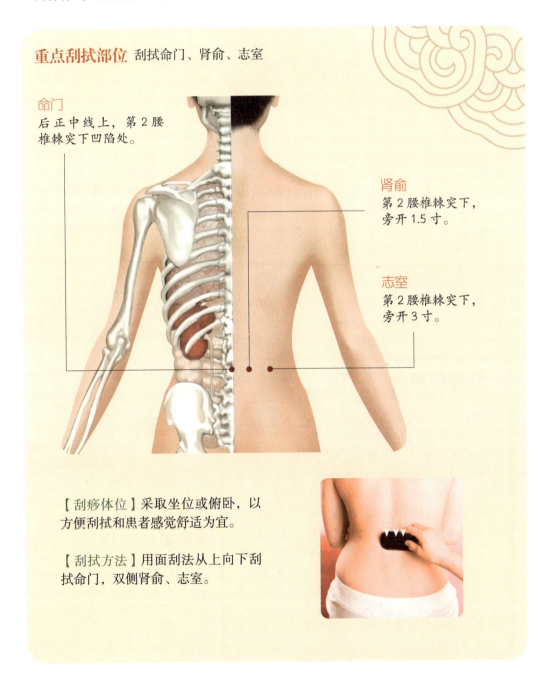

命门
后正中线上，第2腰椎棘突下凹陷处。

肾俞
第2腰椎棘突下，旁开1.5寸。

志室
第2腰椎棘突下，旁开3寸。

【刮痧体位】采取坐位或俯卧，以方便刮拭和患者感觉舒适为宜。

【刮拭方法】用面刮法从上向下刮拭命门，双侧肾俞、志室。

重点刮拭部位 刮拭环跳

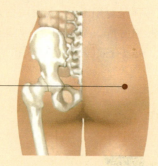

环跳
股骨大转子最凸点与骶管裂孔连线的外1/3与中1/3交点处。

【刮痧体位】可采取侧卧，以方便刮拭和患者感觉舒适为宜。

【刮拭方法】用面刮法从上向下刮拭环跳。

重点刮拭部位 刮拭膝眼

【刮痧体位】采取坐位或仰卧，以方便刮拭和患者感觉舒适为宜。

【刮拭方法】用点按法点按膝眼。

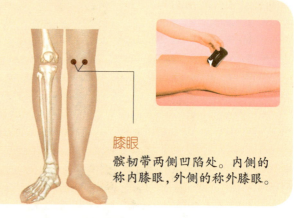

膝眼
髌韧带两侧凹陷处。内侧的称内膝眼，外侧的称外膝眼。

温馨小贴士
WEN XIN XIAO TIE SHI

刮痧治疗下肢酸痛有较好的疗效。在预防和护理方面要注意以下几点。

1.加强锻炼，增强身体素质。经常参加体育锻炼，如保健体操、太极拳、广播体操、散步等，大有好处。凡坚持体育锻炼的人，身体就强壮，抗病能力强，很少患病。其抗御风、寒、湿邪侵袭的能力比没经过体育锻炼者强得多。

2.避免风、寒、湿邪侵袭。春季要防止受寒、淋雨和受潮，关节处要注意保暖，不穿湿衣、湿鞋、湿袜等。夏季暑热，不要贪凉受露，暴饮冷饮等。秋季气候干燥，秋风送爽，天气转凉，要防止受风寒侵袭。冬季寒风刺骨，注意保暖是最重要的。

在需刮痧的部位涂抹适量刮痧油。以刮痧部位出痧后呈现微红色或紫红色的痧点、斑块为度。

类风湿性关节炎是一种以关节病变为主要特征的慢性、全身性的免疫系统异常疾病。早期有游走性的关节疼痛、肿胀和功能障碍，晚期则出现关节僵硬、畸形、肌肉萎缩和功能丧失。本病多发于青壮年人群，女性多于男性，起病缓慢。本病前期有反复的上呼吸道感染史，而后先有单个关节疼痛，逐渐发展成多个关节疼痛；病变常从四肢远端的小关节开始，且左右基本对称；病程大多迁延多年，在进程中有多次缓解和复发交替的特点，有时缓解期可持续很长时间。中医认为，本病属"痹证"范畴，主要病因为风寒湿邪、气血失运、经络痹阻。刮拭身体相关穴位，可以散寒除湿、温经通络、行气活血，从而达到治疗的目的。

类风湿性关节炎

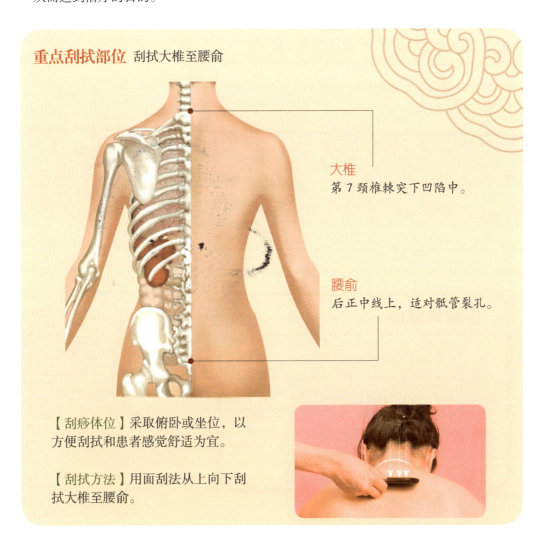

重点刮拭部位 刮拭大椎至腰俞

大椎
第 7 颈椎棘突下凹陷中。

腰俞
后正中线上，适对骶管裂孔。

【刮痧体位】采取俯卧或坐位，以方便刮拭和患者感觉舒适为宜。

【刮拭方法】用面刮法从上向下刮拭大椎至腰俞。

重点刮拭部位 刮拭肾俞

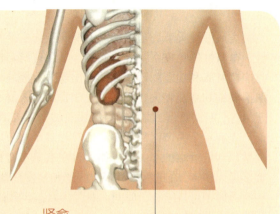

【刮痧体位】采取俯卧或坐位，以方便刮拭和患者感觉舒适为宜。

【刮拭方法】用面刮法从上向下刮拭肾俞。

肾俞
第 2 腰椎棘突下，旁开1.5 寸。

重点刮拭部位 刮拭肘关节与膝关节疼痛点

【刮痧体位】刮拭肘关节与膝关节时可采取坐位。

【刮拭方法】寻找肘关节与膝关节疼痛点，用面刮法从上向下或从里向外做重点刮拭。

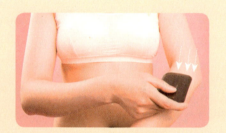

WEN XIN XIAO TIE SHI

经常参加体育锻炼，如保健体操、太极拳、广播体操、散步等。凡是能坚持体育锻炼的人，身体就强壮，抗病能力就强，很少患病。其抗御风、寒、湿邪侵袭的能力也比没经过体育锻炼者强得多。《黄帝内经》所说"正气存内，邪不可干"，"邪之所凑，其气必虚"，正是这个道理。

刮痧治疗类风湿性关节炎，一般 10 次为 1 个疗程，应同时配合药物治疗。一般刮拭治疗 1 个疗程便可明显减轻疼痛。

膝关节痛的常见症状包括疼痛，僵硬，上下楼梯、蹲下和站起等动作难以完成。本症多见于风湿性关节炎或类风湿性关节炎、膝关节韧带损伤、膝关节半月板损伤、膝关节骨质增生、关节周围纤维组织炎等。中医认为，该病属于"痹证"范畴，可因寒、热、风、湿等邪气引起。刮拭腰腿部相关穴位，可祛风散寒、活血通络，能有效治疗膝关节疼痛。其中膝眼与鹤顶是治疗膝关节痛的奇效穴，有通利关节、祛风除湿、活络止痛、强壮腰膝的作用。

膝关节痛

重点刮拭部位 刮拭膝眼

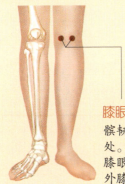

【刮痧体位】可采取坐位，以方便刮拭和患者感觉舒适为宜。

【刮拭方法】用点按法点按双膝膝眼。

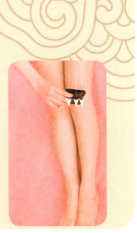

膝眼
髌韧带两侧凹陷处。内侧的称内膝眼，外侧的称外膝眼。

重点刮拭部位 刮拭鹤顶

鹤顶
屈膝，髌底中点上方的凹陷处。

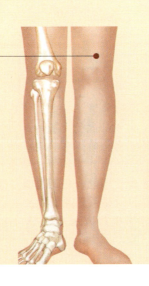

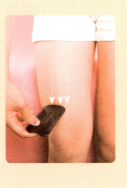

【刮痧体位】可采取坐位，以方便刮拭和患者感觉舒适为宜。

【刮拭方法】用面刮法从鹤顶上方向膝下方滑动刮拭。

重点刮拭部位 刮拭梁丘、足三里、膝阳关至阳陵泉

【刮痧体位】可采取坐位，以方便刮拭和患者感觉舒适为宜。

【刮拭方法】用面刮法从上向下刮拭膝关节外上方梁丘，再刮拭足三里，膝阳关至阳陵泉。

膝阳关
股骨外上髁上方的凹陷处。

足三里
犊鼻下3寸，距胫骨前缘一横指（中指）处。

梁丘
髂前上棘与髌底外侧端连线上，髌底上2寸。

阳陵泉
腓骨头前下方凹陷处。

重点刮拭部位 刮拭血海、阴陵泉

血海
髌底内侧端上2寸，股四头肌内侧头的隆起处。

阴陵泉
胫骨内侧髁后下方凹陷处。

【刮痧体位】可采取坐位，以方便刮拭和患者感觉舒适为宜。

【刮拭方法】用面刮法从上向下刮拭血海、阴陵泉。

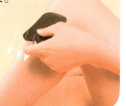

温馨小贴士
WEN XIN XIAO TIE SHI

　　平常做适量的揉膝动作锻炼膝盖，使膝部肌肉更加强壮，膝关节可以承受更多的压力，以避免膝盖酸疼、腿膝无力的情形出现。经常揉膝会增强肝肾功能，能使关节液分泌增多，关节滑利；还能强健韧带功能，起到矫正关节畸形、增宽关节间隙和增强关节周围软组织张力和弹性的作用，从而消除症状，恢复关节功能。

　　刮痧治疗膝关节痛，一般10次为1个疗程，应配合药物治疗。初次治疗后，如患者疼痛加重，应及时就医。

腓肠肌痉挛，即"小腿抽筋"，是痛性痉挛中最常见的一种。其特点是腓肠肌突然发作的强直性痛性痉挛、牵掣，痛如扭转，持续数十秒至数分钟或更久，其痛楚难以名状。中医认为，该病的发病原因多为肝血不足，筋脉失养，或受风冷寒湿之邪侵袭。点按人中可快速缓解腓肠肌痉挛；刮拭委中可缓解腓肠肌痉挛；按揉液门可调通水气；刮拭承筋至承山可舒筋活血；刮拭阳陵泉至悬钟、阴陵泉至三阴交均可通调水湿、通筋活络。

腓肠肌痉挛

重点刮拭部位 刮拭人中

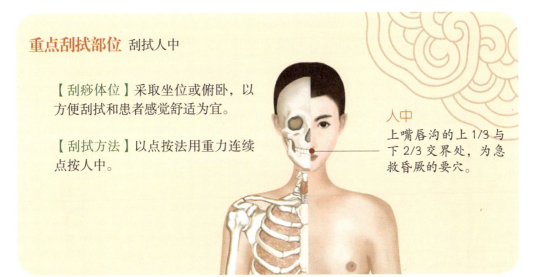

【刮痧体位】采取坐位或俯卧，以方便刮拭和患者感觉舒适为宜。

【刮拭方法】以点按法用重力连续点按人中。

人中
上嘴唇沟的上 1/3 与下 2/3 交界处，为急救昏厥的要穴。

重点刮拭部位 刮拭液门

液门
第 4、第 5 指间，指蹼缘后方，赤白肉际处。

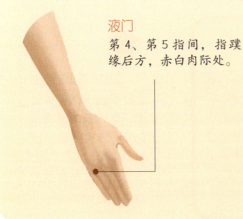

【刮痧体位】采取坐位或俯卧，以方便刮拭和患者感觉舒适为宜。

【刮拭方法】用垂直按揉法按揉液门。

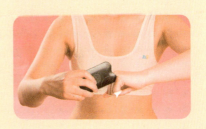

重点刮拭部位 刮拭委中

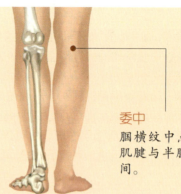

【刮痧体位】采取俯卧，以方便刮拭和患者感觉舒适为宜。

【刮拭方法】涂抹适量刮痧油，用面刮法自上而下刮拭委中。

委中
腘横纹中点，股二头肌腱与半腱肌腱的中间。

重点刮拭部位 刮拭承筋至承山、阴陵泉至三阴交、阳陵泉至悬钟

承山
小腿后面正中，委中与昆仑之间，当伸直小腿或足跟上提时腓肠肌肌腹下出现尖角凹陷处。

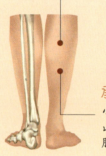

阳陵泉
腓骨头前下方凹陷处。

阴陵泉
胫骨内侧髁后下方凹陷处。

悬钟
外踝尖上3寸，腓骨前缘。

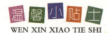

承筋
小腿后面，委中与承山的连线上，腓肠肌肌腹中央，委中下5寸。

三阴交
足内踝尖上3寸，胫骨内侧缘后方。

【刮痧体位】刮拭承山可采取俯卧，其他部位刮痧时均可采取坐位或俯卧，以方便刮拭和患者感觉舒适为宜。

【刮拭方法】用面刮法自上而下刮拭承筋至承山，以同样方法刮拭阳陵泉至悬钟，及阴陵泉至三阴交。

温馨小贴士
WEN XIN XIAO TIE SHI

容易出现腓肠肌痉挛的患者，平时要加强锻炼，注意下肢保暖（可在睡前用热水烫脚），每日对小腿肌肉进行按摩，促进局部血液循环。还要多补充一些含钙量高的营养食品，如牛奶、大豆、虾米、芝麻酱、海带等，也可在食品中加骨粉、乳酸钙等，必要时可补充一些维生素E。

急性腓肠肌痉挛，刮痧1次即可见效，病程长的需要刮痧治疗3~5次。刮拭力度要轻柔，不必非要刮出紫色痧斑，淡红色即可。

足跟痛又称脚跟痛，多见足跟一侧或两侧疼痛，不红不肿，行走不便。本病多与骨质增生、跗骨窦内软组织劳损，跟骨静脉压增高等因素有关。中医认为，足跟痛病因多为肝肾阴虚、痰湿、血热等。肝主筋，肾主骨，肝肾亏虚，则筋骨失养，复感风、寒、湿邪或慢性劳损便导致经络瘀滞，气血运行受阻，筋骨肌肉失养而发病。刮拭相关穴位，可以疏通局部经脉气血、调节阳气、益肾补虚，从而达到治疗足跟痛的目的。

足跟痛

重点刮拭部位 刮拭大陵

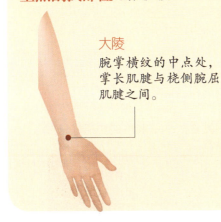

大陵
腕掌横纹的中点处，掌长肌腱与桡侧腕屈肌腱之间。

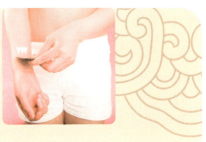

【刮痧体位】可采取坐位，以方便刮拭和患者感觉舒适为宜。

【刮拭方法】用面刮法从上向下刮拭患侧大陵。

重点刮拭部位 刮拭委中至承山、跗阳至申脉

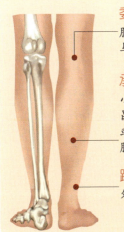

委中
腘横纹中点，股二头肌腱与半腱肌腱的中间。

承山
小腿后面正中，委中与昆仑之间，当伸直小腿或足跟上提时腓肠肌肌腹下出现尖角凹陷处。

跗阳
外踝后，昆仑直上3寸。

申脉
外踝直下方凹陷处。

【刮痧体位】可采取坐位，以方便刮拭和患者感觉舒适为宜。

【刮拭方法】用面刮法从上向下刮拭患侧委中至承山，跗阳至申脉。

重点刮拭部位 刮拭太溪、照海、水泉

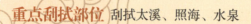

照海
在足内侧，内踝尖下方凹陷处。

太溪
在足内侧，内踝后方，当内踝尖与跟腱之间的凹陷处。

水泉
内踝后下方，太溪直下1寸，跟骨结节的内侧凹陷处。

【刮痧体位】可采取坐位，以方便刮拭和患者感觉舒适为宜。

【刮拭方法】用平面按揉法按揉患侧太溪、水泉、照海。

重点刮拭部位 刮拭底涌泉

涌泉
足底前部凹陷处，第2、第3足趾缝纹头端与足跟连线的前1/3处。

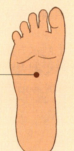

【刮痧体位】可采取坐位，以方便刮拭和感觉舒适为宜。

【刮拭方法】用单角刮法刮拭患侧涌泉。

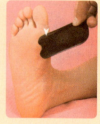

温馨小贴士
WEN XIN XIAO TIE SHI

　　足跟痛患者平时尽量避免穿软的薄底布鞋；在足跟部应用厚的软垫保护，也可以应用中空的跟痛垫来空置骨刺部位，以减轻局部摩擦、损伤；经常做脚底蹬踏动作，增强跖腱膜的张力，加强其抗劳损的能力；温水泡脚，有条件时辅以理疗，可以减轻局部炎症，缓解疼痛。当有持续性疼痛时，应该口服一些非甾体类抗炎镇痛药；如果疼痛剧烈，严重影响行走时，局部封闭治疗是疗效最快的治疗方法。

　　刮痧治疗足跟痛，一般7次为1个疗程。刮拭时手法要轻柔、适度。

第五章

轻松刮拭，
去除难言之隐

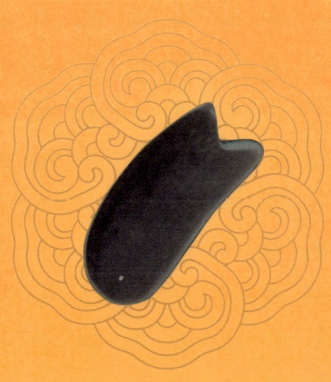

痔疮

痔疮是指直肠末端黏膜和肛管段皮下的静脉丛发生扩大、曲张或移位所形成的柔软静脉团，或肛管皮下血栓形成和增生的结缔组织。如发生在肛门内的叫内痔，在肛门外的叫外痔，内外均有的为混合痔。外痔在肛门边常有增生的皮瓣，发炎时疼痛；内痔便后可见出血，颜色鲜红，附在粪便外部。痔核可出现肿胀、疼痛、瘙痒、流水、出血等，大便时会脱出肛门。中医认为，痔疮病因是热迫血下行，瘀结不散。刮拭相关穴位，可以疏散风邪；培元补气，对病症的治疗有很好的疗效。刮拭百会可以疏散风邪；刮拭腰俞至长强、关元至中极、痔疮（腰部奇穴）可清湿热、培元气，有助于治疗痔疮；刮拭手三里至下廉可清热散风、和胃利肠；刮拭血海配三阴交可调和气血、宣通下焦，有助于治疗痔疮。

重点刮拭部位 刮拭百会

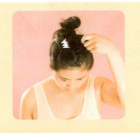

百会
前发际正中直上5寸，或两耳尖连线的中点处。

【刮痧体位】可采取坐位，以方便刮拭和患者感觉舒适为宜。

【刮拭方法】用单角刮法刮拭百会。

重点刮拭部位 刮拭手三里至下廉

【刮痧体位】采取坐位，以方便刮拭和患者感觉舒适为宜。

【刮拭方法】用面刮法刮拭手三里至下廉。

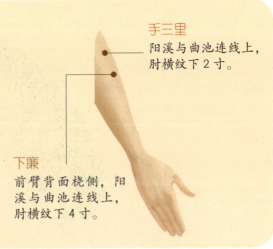

手三里
阳溪与曲池连线上，肘横纹下2寸。

下廉
前臂背面桡侧，阳溪与曲池连线上，肘横纹下4寸。

重点刮拭部位 刮拭痔疮、腰俞至长强、关元至中极

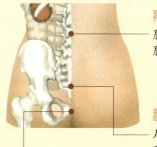

痔疮
腰部正中线，第3、第4
腰椎棘穴之间微上方处。

腰俞
后正中线上，适
对骶管裂孔。

长强
尾骨尖端与肛门连线的中点处。

【刮痧体位】可采取卧位，以方便刮拭
和患者感觉舒适为宜。

关元
前正中线上，
脐中下3寸。

中极
前正中线上，
脐中下4寸。

【刮拭方法】用面刮法刮拭
腰俞至长强、痔疮，然后用
面刮法从上向下刮拭关元至
中极。

重点刮拭部位 刮拭血海、三阴交

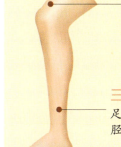

血海
髌底内侧端上2寸，股四
头肌内侧头的隆起处。

三阴交
足内踝尖上3寸，
胫骨内侧缘后方。

【刮痧体位】可采取坐位，以方
便刮拭和患者感觉舒适为宜。

【刮拭方法】用面刮法刮拭血海、
三阴交。

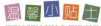
WEN XIN XIAO TIE SHI

　　痔疮患者在平时要多注意饮食的调节，多
喝水，多吃富含膳食纤维的食物，并且养成定
时排便的习惯。此外，要避免久坐久站，还要
加强锻炼，因为体育锻炼有益于血液循环，可
以调和人体气血，促进胃肠蠕动，改善盆腔充血，
防止大便秘结，能有效预防痔疮。

　　刮痧治疗痔疮，
一般7次为1个疗程。
患者还要注意养成便
后清洗肛门的习惯，
这对及早治愈病症十
分重要。

月经不调是指月经的周期、行经时间、颜色、经量、质地等发生异常改变的一种妇科常见疾病。临床表现为月经提前或延后，量或多或少，颜色或鲜红或淡红或紫暗，经质或清稀或黏稠，并伴有头晕、心跳快、心胸烦闷、容易发怒、夜晚睡眠不好、小腹胀满、腰酸痛、精神疲倦等症状。中医认为，月经不调病因多为血热、肾气亏虚、气血虚弱等。刮拭身体相关穴位，可以调理冲任、调和气血，从而达到治疗的目的。

重点刮拭部位 刮拭肝俞至胃俞（含脾俞）

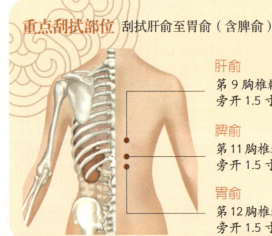

肝俞
第9胸椎棘突下，旁开1.5寸。

脾俞
第11胸椎棘突下，旁开1.5寸。

胃俞
第12胸椎棘突下，旁开1.5寸。

【刮痧体位】可采取坐位或俯卧，以方便刮拭和患者感觉舒适为宜。

【刮拭方法】用面刮法从上向下刮拭双侧肝俞至胃俞，重点刮拭肝俞、脾俞、胃俞。

重点刮拭部位 刮拭期门、中脘、天枢、气海至关元、归来

中脘
前正中线上，脐中上4寸。

气海
前正中线上，脐中下1.5寸。

关元
前正中线上，脐中下3寸。

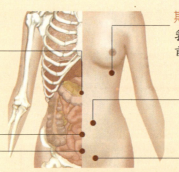

期门
乳头直下，第6肋间隙，前正中线旁开4寸。

天枢
横平脐中，前正中线旁开2寸。

归来
脐中下4寸，距前正中线2寸。

【刮痧体位】可采取站位或仰卧，以方便刮拭和患者感觉舒适为宜。

【刮拭方法】用面刮法自上而下刮拭期门、中脘、天枢、气海至关元、归来。

重点刮拭部位 刮拭足三里、地机、三阴交

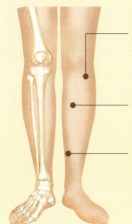

足三里
犊鼻下3寸，距胫骨前缘一横指（中指）处。

地机
内踝尖与阴陵泉的连线上，阴陵泉下3寸，胫骨内侧缘。

三阴交
足内踝尖上3寸，胫骨内侧缘后方。

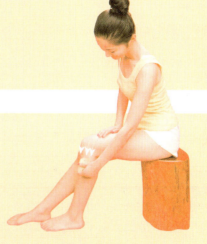

【刮痧体位】可采取坐位或仰卧，以方便刮拭和患者感觉舒适为宜。

【刮拭方法】用面刮法从上向下刮拭足三里、地机、三阴交。

重点刮拭部位 刮拭太冲

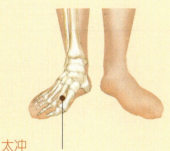

太冲
第1跖骨间隙的后方凹陷处。

【刮痧体位】可采取坐位或仰卧，以方便刮拭和患者感觉舒适为宜。

【刮拭方法】用垂直按揉法按揉太冲。

温馨小贴士
WEN XIN XIAO TIE SHI

　　月经不调的女性首先要学会减压，缓解精神压力；其次要注意起居饮食，应有规律、良好的生活习惯。日常生活要注意卫生，应选择柔软、棉质、通气性能良好的内裤，并勤洗勤换。在饮食方面应注意不要吃生冷食物，比如梨、香蕉，尤其在炎夏，应避免喝冷冻饮料；同时不要吃辛辣食物，如辣椒等，不然可能会引起痛经。在经期，应补充含铁、蛋白质和维生素C的食物，多饮白开水。

刮痧治疗月经不调，一般刮拭7次为1个疗程。

闭 经

　　闭经是妇科常见病，可以由各种原因引起。通常将闭经分为原发性和继发性两种。凡年过18岁仍未行经者称为原发性闭经；在月经初潮以后，正常绝经以前的任何时间内（妊娠或哺乳期除外），月经闭止超过6个月者称为继发性闭经。中医认为，闭经病因多为肝肾不足、气血亏虚或血脉不通。刮拭相关穴位可生血、活血、培补元气，从而达到治疗目的。

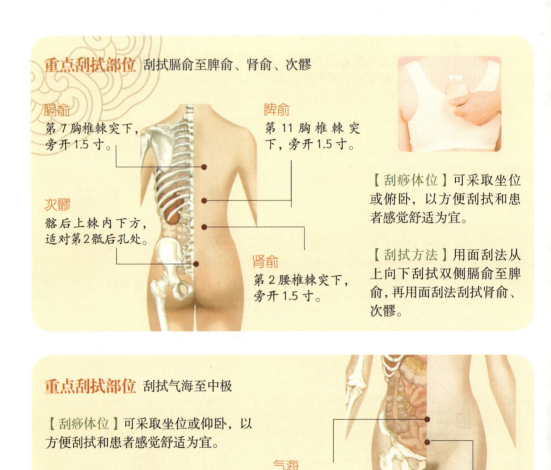

重点刮拭部位 刮拭膈俞至脾俞、肾俞、次髎

膈俞
第7胸椎棘突下，旁开1.5寸。

脾俞
第11胸椎棘突下，旁开1.5寸。

次髎
髂后上棘内下方，适对第2骶后孔处。

肾俞
第2腰椎棘突下，旁开1.5寸。

【刮痧体位】可采取坐位或俯卧，以方便刮拭和患者感觉舒适为宜。

【刮拭方法】用面刮法从上向下刮拭双侧膈俞至脾俞，再用面刮法刮拭肾俞、次髎。

重点刮拭部位 刮拭气海至中极

【刮痧体位】可采取坐位或仰卧，以方便刮拭和患者感觉舒适为宜。

【刮拭方法】用面刮法从上向下刮拭气海至中极。

气海
前正中线上，脐中下1.5寸。

中极
前正中线上，脐中下4寸。

重点刮拭部位 刮拭血海至三阴交、足三里至丰隆

血海
髌底内侧端上2寸，股四头肌内侧头的隆起处。

三阴交
足内踝尖上3寸，胫骨内侧缘后方。

足三里
犊鼻下3寸，距胫骨前缘一横指（中指）处。

丰隆
外踝尖上8寸，条口外，距胫骨前缘二横指（中指）处。

【刮痧体位】可采取坐位或仰卧，以方便刮拭和患者感觉舒适为宜。

【刮拭方法】用面刮法从上向下刮拭血海至三阴交，足三里至丰隆。

重点刮拭部位 刮拭太冲

太冲
第1跖骨间隙的后方凹陷处。

【刮痧体位】可采取坐位或仰卧，以方便刮拭和患者感觉舒适为宜。

【刮拭方法】用垂直按揉法按揉太冲。

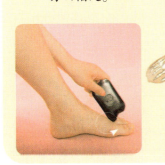

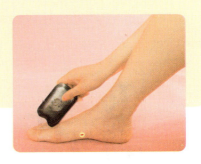

刮痧治疗闭经，一般7次为1个疗程。

痛 经

痛经也称行经腹痛，是指妇女在行经前后或正值行经期间，小腹及腰部疼痛，甚至剧痛难忍，常伴有面色苍白、头面冷汗淋漓、手足厥冷、泛恶呕吐，并随着月经周期而发作。中医认为，痛经的病机为邪气内伏，经血亏虚，导致胞宫的气血运行不畅，"不通则痛"；或胞宫失于濡养，"不荣则痛"。刮拭身体相关穴位，可以活血化瘀、益气养血、温养胞宫，从而预防痛经或调经止痛。

重点刮拭部位 刮拭肝俞、肾俞、次髎、中髎、秩边

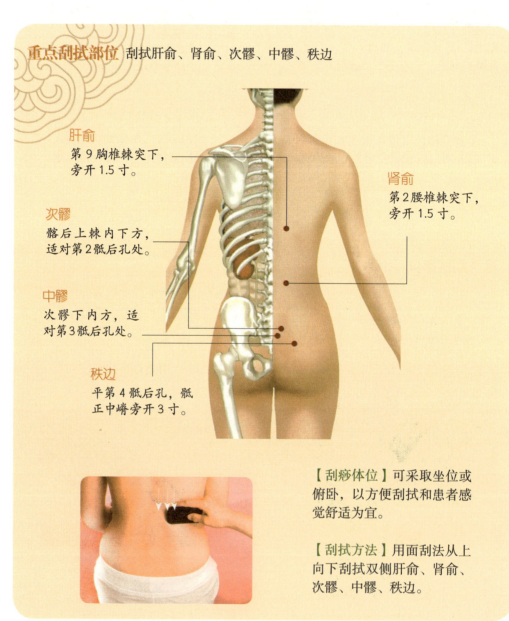

肝俞
第9胸椎棘突下，旁开1.5寸。

肾俞
第2腰椎棘突下，旁开1.5寸。

次髎
髂后上棘内下方，适对第2骶后孔处。

中髎
次髎下内方，适对第3骶后孔处。

秩边
平第4骶后孔，骶正中嵴旁开3寸。

【刮痧体位】可采取坐位或俯卧，以方便刮拭和患者感觉舒适为宜。

【刮拭方法】用面刮法从上向下刮拭双侧肝俞、肾俞、次髎、中髎、秩边。

重点刮拭部位 刮拭内关

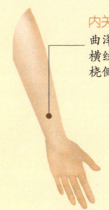

内关
曲泽与大陵的连线上，腕横纹上2寸，掌长肌腱与桡侧腕屈肌腱之间。

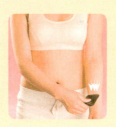

【刮痧体位】可采取坐位或仰卧，以方便刮拭和患者感觉舒适为宜。

【刮拭方法】用面刮法从上向下刮拭内关。

重点刮拭部位 刮拭气海、关元、中极、水道至归来

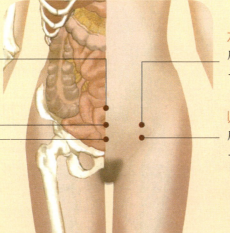

气海
前正中线上，脐中下1.5寸。

关元
前正中线上，脐中下3寸。

中极
前正中线上，脐中下4寸。

水道
脐中下3寸，距前正中线2寸。

归来
脐中下4寸，距前正中线2寸。

【刮痧体位】采取仰卧，以方便刮拭和患者感觉舒适为宜。

【刮拭方法】用面刮法从上向下刮拭气海、关元、中极，再用同样的方法刮拭双侧水道至归来。

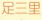

重点刮拭部位 刮拭足三里、阳陵泉、三阴交、太溪、悬钟

三阴交
足内踝尖上3寸，胫骨内侧缘后方。

足三里
犊鼻下3寸，距胫骨前缘一横指（中指）处。

阳陵泉
腓骨头前下方凹陷处。

悬钟
外踝尖上3寸，腓骨前缘。

太溪
在足内侧，内踝后方，当内踝尖与跟腱之间的凹陷处。

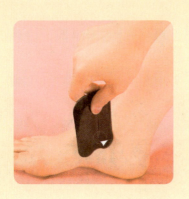

【刮痧体位】可采取坐位或仰卧，以方便刮拭和患者感觉舒适为宜。

【刮拭方法】用面刮法从上向下分段刮拭足三里、阳陵泉、三阴交、悬钟，再用平面按揉法按揉太溪。

刮痧治疗痛经，需在月经来潮前的7～14天进行，一般7次为1个疗程，1个疗程后便可见到成效。注意，经期不要刮拭下腹部和腰骶部。

盆腔炎是妇科常见病之一，是指女性盆腔生殖器官、子宫周围的结缔组织及盆腔腹膜的炎症，包括急性盆腔炎、慢性盆腔炎、盆腔腹膜炎、附件炎、子宫炎、盆腔结缔组织炎等。中医认为，盆腔炎病机为机体伤于风、寒、湿之邪，或饮食七情之变，致脾肾功能失调，气机阻滞，瘀血、痰饮、湿浊之邪相继而生，积聚胞宫而发病。刮拭相关穴位，能够清热利湿、活血化瘀、软坚散结，从而达到治疗盆腔炎的目的。

重点刮拭部位 刮拭心俞、脾俞、胃俞、肾俞、次髎

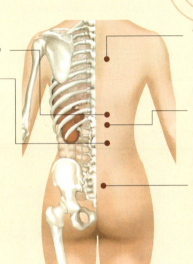

脾俞
第 11 胸椎棘突下，旁开 1.5 寸。

肾俞
第 2 腰椎棘突下，旁开 1.5 寸。

【刮痧体位】可采取坐位或俯卧，以方便刮拭和患者感觉舒适为宜。

【刮拭方法】用面刮法从上向下刮拭双侧心俞、脾俞、胃俞、肾俞、次髎。

心俞
第 5 胸椎棘突下，旁开 1.5 寸。

胃俞
第 12 胸椎棘突下，旁开 1.5 寸。

次髎
髂后上棘内下方，适对第 2 骶后孔处。

重点刮拭部位 刮拭气海、中极

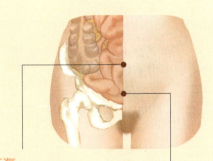

【刮痧体位】可采取仰卧，以方便刮拭和患者感觉舒适为宜。

【刮拭方法】用面刮法从上向下刮拭气海、中极。

气海
前正中线上，脐中下 1.5 寸。

中极
前正中线上，脐中下 4 寸。

重点刮拭部位 刮拭内关

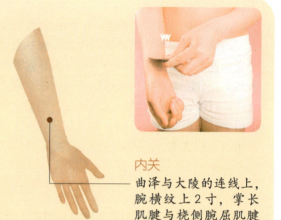

【刮痧体位】可采取坐位或仰卧，以方便刮拭和患者感觉舒适为宜。

【刮拭方法】用面刮法从上向下刮拭内关。

内关
曲泽与大陵的连线上，腕横纹上 2 寸，掌长肌腱与桡侧腕屈肌腱之间。

重点刮拭部位 刮拭血海、三阴交、阴陵泉、足三里、丰隆

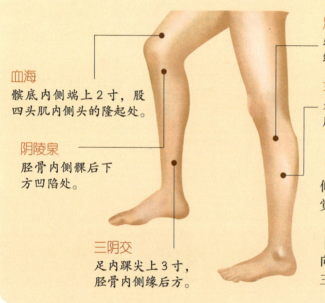

足三里
犊鼻下 3 寸，距胫骨前缘一横指（中指）处。

丰隆
外踝尖上 8 寸，条口外，距胫骨前缘二横指（中指）处。

血海
髌底内侧端上 2 寸，股四头肌内侧头的隆起处。

阴陵泉
胫骨内侧髁后下方凹陷处。

三阴交
足内踝尖上 3 寸，胫骨内侧缘后方。

【刮痧体位】可采取坐位或仰卧，以方便刮拭和患者感觉舒适为宜。

【刮拭方法】用面刮法从上向下刮拭血海、阴陵泉、足三里、丰隆、三阴交。

刮痧治疗盆腔炎，一般 7 次为 1 个疗程，治疗 2 个疗程便可见显著成效。

乳腺增生是指乳房出现片块状、结节状、条索状、砂粒状等，且数目不一、形状不规则、质地中等、活动、不粘连、边界与周围组织分界不清楚或比较清楚的非炎性肿块。本病的主要症状为乳房疼痛及乳房肿块，或伴乳头痛、乳头溢液等，且多与月经周期、情志变化、劳累过度等因素有关。中医认为，乳腺增生系肝气郁结，与情绪不快、情志抑郁等因素有关。刮拭相关穴位，能够疏肝理气，滋养腑脏，缓解症状。刮拭肩井、天宗可活血通络止痛；刮拭膏肓、膈俞至胆俞可以补肺健脾、疏肝解郁；刮拭胸部屋翳、期门可通经活络、理气化痰、消肿化瘀；刮拭膻中，对乳腺疾病有辅助治疗的作用。

重点刮拭部位 刮拭膏肓、天宗、膈俞至胆俞

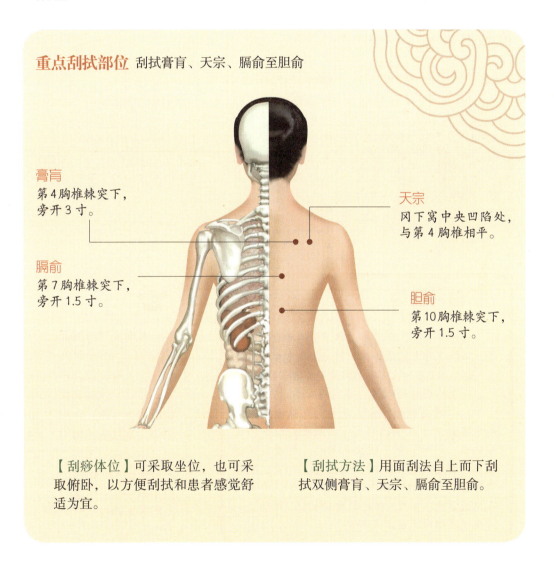

膏肓
第4胸椎棘突下，旁开3寸。

天宗
冈下窝中央凹陷处，与第4胸椎相平。

膈俞
第7胸椎棘突下，旁开1.5寸。

胆俞
第10胸椎棘突下，旁开1.5寸。

【刮痧体位】可采取坐位，也可采取俯卧，以方便刮拭和患者感觉舒适为宜。

【刮拭方法】用面刮法自上而下刮拭双侧膏肓、天宗、膈俞至胆俞。

重点刮拭部位 刮拭肩井

【刮痧体位】可采取坐位，以方便刮拭和患者感觉舒适为宜。

【刮拭方法】用面刮法由内向外刮拭肩井。

肩井
前直乳中，当大椎与肩峰端连线的中点，即乳头正上方与肩线交接处。

重点刮拭部位 刮拭屋翳、膻中、期门

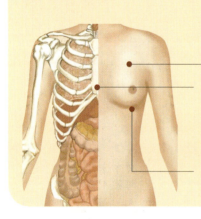

屋翳
当第 2 肋间隙，距前正中线 4 寸。

膻中
前正中线上，两乳头连线的中点。

期门
乳头直下，第 6 肋间隙，前正中线旁开 4 寸。

【刮痧体位】可采取坐位，也可采取仰卧，以方便刮拭和患者感觉舒适为宜。

【刮拭方法】用单角刮法自上而下刮拭膻中，然后沿肋骨走向刮拭屋翳和期门。

温馨小贴士
WEN XIN XIAO TIE SHI

近些年来，乳腺增生发病率呈逐年上升的趋势，年龄也越来越低龄化。因此，日常生活中减少或避免对乳腺增生不利的因素是非常重要的。

1. 保持舒畅的心情、乐观的心态。

2. 心理上的治疗非常重要。乳腺增生对人的危害莫过于心理的损害。因缺乏对此病的正确认识，过度紧张、忧虑、悲伤，可造成神经衰弱，加重内分泌失调，促使增生加重，故应解除各种不良的心理刺激。心理承受能力差的人更应注意少生气，保持情绪稳定、心情愉悦，可促进乳腺增生缓解或消退。

在需要刮痧的部位涂抹适量的刮痧油。由于背部肌肉丰富，所以刮拭背部穴位时用力宜重，宜刮出痧。刮拭胸部膻中时，用刮痧板角部，不宜重刮，刮 30 次，以出痧为度。一般 7 次为 1 个疗程。

阳痿又称勃起功能障碍，是指在有性欲要求时，阴茎不能勃起或勃起不坚，或者虽然有勃起且有一定程度的硬度，但不能保持足够的性交时间，因而妨碍性交或不能完成性交。阴茎完全不能勃起者称为完全性阳痿，阴茎虽能勃起但不具有性交需要的足够硬度者称为不完全性阳痿。中医认为，该病病因多为肾气虚弱、劳心伤脾、七情内伤、湿热下注。刮拭身体相关穴位，可以补肾藏精、清热除湿、养心安神，从而达到治疗的目的。

阳 痿

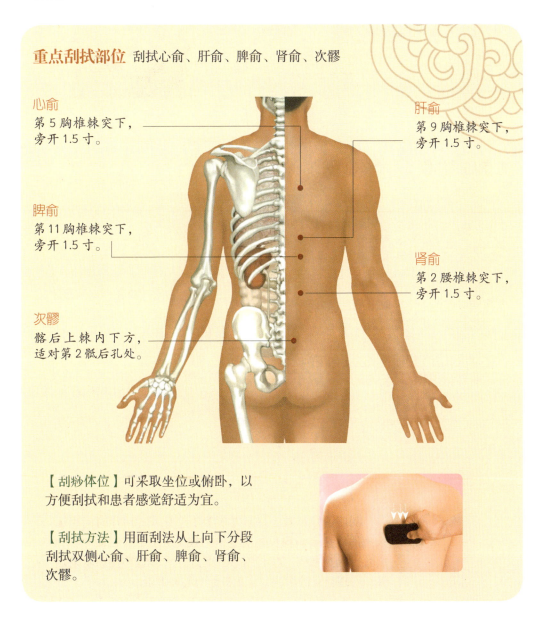

重点刮拭部位 刮拭心俞、肝俞、脾俞、肾俞、次髎

心俞
第 5 胸椎棘突下，旁开 1.5 寸。

脾俞
第 11 胸椎棘突下，旁开 1.5 寸。

次髎
髂后上棘内下方，适对第 2 骶后孔处。

肝俞
第 9 胸椎棘突下，旁开 1.5 寸。

肾俞
第 2 腰椎棘突下，旁开 1.5 寸。

【刮痧体位】可采取坐位或俯卧，以方便刮拭和患者感觉舒适为宜。

【刮拭方法】用面刮法从上向下分段刮拭双侧心俞、肝俞、脾俞、肾俞、次髎。

重点刮拭部位 刮拭关元、大赫

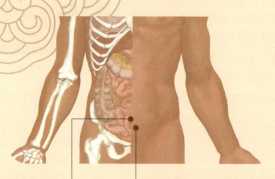

【刮痧体位】可采取站位或仰卧，以方便刮拭和患者感觉舒适为宜。

【刮拭方法】用面刮法从上向下刮拭关元、双侧大赫。

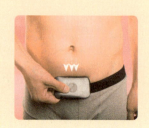

关元
前正中线上，脐中下 3 寸。

大赫
脐中下 4 寸，前正中线旁开 0.5 寸。

重点刮拭部位 刮拭曲泉、三阴交、复溜

曲泉
膝关节内侧面横纹内侧端，股骨内侧髁的后缘，半腱肌、半膜肌止端的前缘凹陷处。

【刮痧体位】可采取坐位，以方便刮拭和患者感觉舒适为宜。

【刮拭方法】用面刮法从上向下刮拭曲泉、三阴交、复溜。

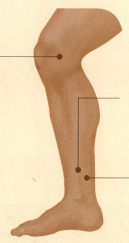

三阴交
足内踝尖上 3 寸，胫骨内侧缘后方。

复溜
太溪直上 2 寸，跟腱的前方。

刮痧治疗阳痿，一般 7 次为 1 个疗程。治疗时间根据疾病的缓急、病程长短决定，一般 1 ~ 2 个疗程便能看到成效。治疗期间，禁行房事。此外，大多数阳痿患者发病源于心理因素的影响，应积极配合心理调治。

早泄是指阴茎插入阴道不到 1 分钟就发生射精，甚至刚触及阴道口便发生射精，不能进行正常性交的病症。中医认为，早泄主要与虚损和肝胆湿热有关。刮拭身体相关部位，可以清热除湿、补肾固封、养心安神，从而达到治疗的目的。

重点刮拭部位 刮拭命门、肾俞

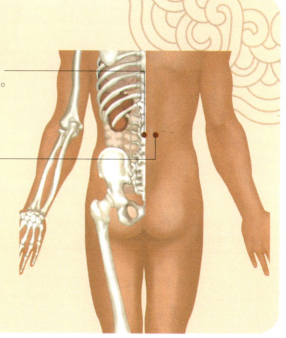

命门
后正中线上，第 2 腰椎棘突下凹陷处。

肾俞
第 2 腰椎棘突下，旁开 1.5 寸。

【刮痧体位】可采取坐位或俯卧，以方便刮拭和患者感觉舒适为宜。

【刮拭方法】用面刮法从上向下刮拭命门和双侧肾俞。

重点刮拭部位 刮拭关元至中极

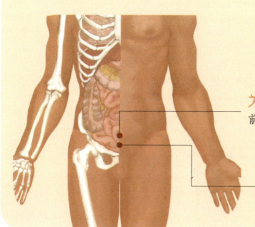

【刮痧体位】可采取仰卧，以方便刮拭和患者感觉舒适为宜。

【刮拭方法】用面刮法从上向下刮拭关元至中极。

关元
前正中线上，脐中下 3 寸。

中极
前正中线上，脐中下 4 寸。

重点刮拭部位 刮拭足三里、三阴交

【刮痧体位】可采取坐位或仰卧，以方便刮拭和患者感觉舒适为宜。

【刮拭方法】用面刮法从上向下刮拭足三里、三阴交。

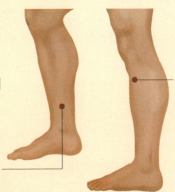

足三里
犊鼻下3寸，距胫骨前缘一横指（中指）处。

三阴交
足内踝尖上3寸，胫骨内侧缘后方。

重点刮拭部位 刮拭太溪

【刮痧体位】可采取坐位或仰卧，以方便刮拭和患者感觉舒适为宜。

【刮拭方法】用平面按揉法按揉双侧太溪。

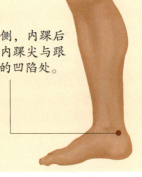

太溪
在足内侧，内踝后方，当内踝尖与跟腱之间的凹陷处。

温馨小贴士
WEN XIN XIAO TIE SHI

　　早泄是男科常见病。患早泄后，患者的性能力就会受到影响，使性生活不能正常进行，从而影响了夫妻之间的感情。这种疾病单纯的治疗是不够的，还需要患者做好日常护理工作，这样才能保证治疗效果，使患者可以早日恢复身体健康。

　　患者在平时的生活中，要对性知识有充分的了解，并对自己的肾脏进行保养，在进行性生活的时候要做好充分的准备，还需要树立信心，以积极的态度配合治疗。

　　刮痧治疗早泄，一般7～14次为1个疗程，治疗的时间根据疾病的缓急、病程长短决定。

前列腺炎指发生于前列腺组织的炎症，一般分为前列腺特异性感染和非特异感染，可引起全身或局部的症状。主要以小便频急，余沥不尽为主要症状，常见于老年男性。中医认为，前列腺炎属于"淋证"范畴。刮拭肾俞至膀胱俞可以补肾固涩、疏利膀胱气机；刮拭中极至关元可补肾气；刮拭水道至归来可通利膀胱而利小便；刮拭阴陵泉至三阴交可清利湿热、通利小便；刮拭复溜至太溪可滋肾去湿、调补肾气。

重点刮拭部位 刮拭肾俞至膀胱俞

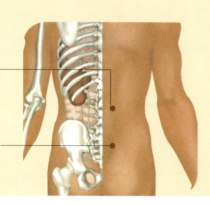

肾俞
第 2 腰椎棘突下，旁开 1.5 寸。

膀胱俞
骶正中嵴旁 1.5 寸，平第 2 骶孔。

【刮痧体位】可采取坐位或俯卧，以方便刮拭和患者感觉舒适为宜。

【刮拭方法】用面刮法从上向下刮拭肾俞至膀胱俞。

重点刮拭部位 刮拭中极至关元、水道至归来

【刮痧体位】可采取站位或仰卧，以方便刮拭和患者感觉舒适为宜。

【刮拭方法】用面刮法从上向下刮拭中极至关元，双侧水道至归来。

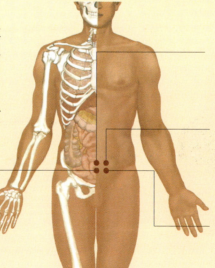

关元
前正中线上，脐中下 3 寸。

归来
脐中下 4 寸，距前正中线 2 寸。

中极
前正中线上，脐中下 4 寸。

水道
脐中下 3 寸，距前正中线 2 寸。

重点刮拭部位 刮拭阴陵泉至三阴交、复溜至太溪

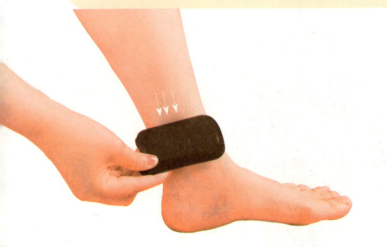

三阴交
足内踝尖上3寸，胫骨内侧缘后方。

阴陵泉
胫骨内侧髁后下方凹陷处。

复溜
太溪直上2寸，跟腱的前方。

太溪
在足内侧，内踝后方，当内踝尖与跟腱之间的凹陷处。

【刮痧体位】可采取坐位或仰卧，以方便刮拭和患者感觉舒适为宜。

【刮拭方法】用面刮法从上向下刮拭阴陵泉至三阴交，复溜至太溪。

刮痧治疗前列腺炎，一般10～20次为1个疗程，治疗时间根据疾病的缓急、病程长短决定。

遗精是指无性交而精液自行外泄的一种男性疾病。有梦（睡眠时）而精液外泄者为梦遗，无梦（清醒时）而精液外泄者为滑精，无论是梦遗还是滑精都称为遗精。在未婚男青年中80%～90%的人有遗精现象，一般1周不超过1次属正常生理现象；如果1周数次或1日数次，并伴有精神萎靡、腰酸腿软、心慌气喘，则属于病理性遗精。中医认为，遗精的基本病机为脏虚失固，邪扰精室，或劳心过度、妄想不遂造成相火偏亢而致病。饮食不节、醇酒厚味、积湿生热、湿热下注也是本病的重要病因。刮拭身体相关穴位，可以祛除病邪、补肾固封，从而达到治疗的目的。

重点刮拭部位 刮拭肾俞、八髎

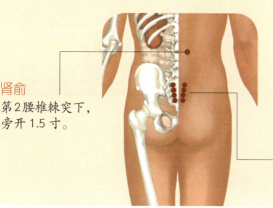

肾俞
第2腰椎棘突下，旁开1.5寸。

八髎
上髎、次髎、中髎和下髎，分别在第1、第2、第3、第4骶后孔中，共计8个穴位，合称"八髎"。

【刮痧体位】可采取坐位或俯卧，以方便刮拭和患者感觉舒适为宜。

【刮拭方法】用面刮法从上向下刮拭双侧肾俞、八髎。

重点刮拭部位 刮拭关元、大赫

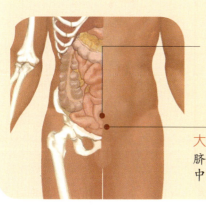

关元
前正中线上，脐中下3寸。

大赫
脐中下4寸，前正中线旁开0.5寸。

【刮痧体位】可采取站位或仰卧，以方便刮拭和患者感觉舒适为宜。

【刮拭方法】用面刮法从上向下刮拭关元、双侧大赫。

重点刮拭部位 刮拭足三里、三阴交

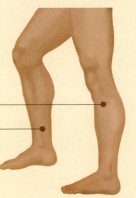

【刮痧体位】可采取坐位或仰卧，以方便刮拭和患者感觉舒适为宜。

【刮拭方法】用面刮法从上向下刮拭足三里、三阴交。

足三里
犊鼻下3寸，距胫骨前缘一横指（中指）处。

三阴交
足内踝尖上3寸，胫骨内侧缘后方。

重点刮拭部位 刮拭太溪

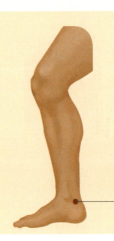

【刮痧体位】可采取坐位或仰卧，以方便刮拭和患者感觉舒适为宜。

【刮拭方法】用平面按揉法按揉太溪。

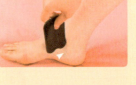

太溪
在足内侧，内踝后方，当内踝尖与跟腱之间的凹陷处。

温馨小贴士
WEN XIN XIAO TIE SHI

　　刮痧对遗精有较好的疗效，但要坚持多疗程治疗，以巩固疗效。在预防和护理方面要注意以下几点。

　　1. 勿把生理现象视为疾病，增加精神负担。若成人未婚或婚后久别，1～2周出现1次遗精，遗精后并无不适，这是正常生理现象。千万不要为此忧心忡忡，背上思想包袱，自寻烦恼。

　　2. 既病之后，不要过分紧张。遗精时不要中途忍精，不要用手捏住阴茎不使精液流出，以免败精潴留精宫，变生他病。遗精后不要受凉，更不要用冷水洗涤，以防寒邪乘虚而入。

　　刮痧治疗遗精，一般7～14次为1个疗程，治疗时间根据疾病的缓急、病程长短决定。

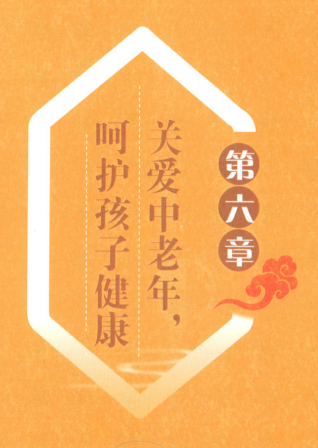

第六章

关爱中老年，
呵护孩子健康

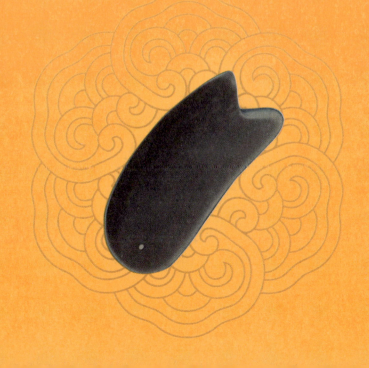

高血压

中医认为，高血压多因精神紧张、忧思郁结，或多食肥甘、饮酒过度，使肝肾阴阳失去平衡导致。刮痧对高血压有一定的效果。刮拭背部相关的穴位，可以调理全身阳气，起到辅助降压的功效；刮拭四肢相关穴位，可以调节心肾功能，有助于降低血压。无论是原发性高血压还是继发性高血压，皆可照此刮痧治疗。

重点刮拭部位　刮拭大椎至长强、肺俞至心俞

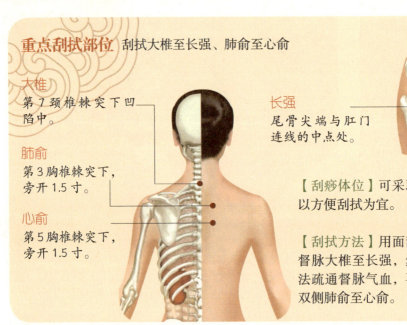

大椎
第7颈椎棘突下凹陷中。

肺俞
第3胸椎棘突下，旁开1.5寸。

心俞
第5胸椎棘突下，旁开1.5寸。

长强
尾骨尖端与肛门连线的中点处。

【刮痧体位】可采取坐位或俯卧，以方便刮拭为宜。

【刮拭方法】用面刮法先分段刮拭督脉大椎至长强，然后以疏理经气法疏通督脉气血，再用面刮法刮拭双侧肺俞至心俞。

重点刮拭部位　刮拭曲池、风市

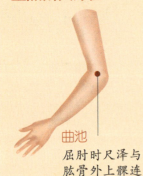

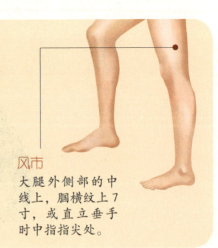

【刮痧体位】采取坐位或仰卧，以方便刮拭为宜。

【刮拭方法】用面刮法从上向下刮拭双侧曲池、风市。

曲池
屈肘时尺泽与肱骨外上髁连线的中点处。

风市
大腿外侧部的中线上，腘横纹上7寸，或直立垂手时中指指尖处。

重点刮拭部位 刮拭足三里、太溪

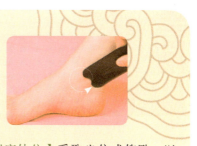

足三里
犊鼻下3寸，距胫骨前缘一横指（中指）处。

太溪
在足内侧，内踝后方，当内踝尖与跟腱之间的凹陷处。

【刮痧体位】采取坐位或仰卧，以方便刮拭为宜。

【刮拭方法】用平面按揉法按揉双侧足三里、太溪。

重点刮拭部位 刮拭太冲

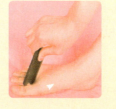

【刮痧体位】采取坐位或仰卧，以方便刮拭为宜。

【刮拭方法】用垂直按揉法按揉太冲。

太冲
第1跖骨间隙的后方凹陷处。

两次刮拭间隔应为5～7天，2次为1个疗程，再过10天进行第2个疗程。一般患者2个疗程后便能明显缓解高血压症状。若无效果应改用其他方法治疗。

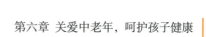

高脂血症

血脂是人体血浆内所含脂质的总称，其中包括胆固醇、甘油三酯、胆固醇脂、β-脂蛋白、磷脂、未脂化的脂酸等。当血清胆固醇超过正常值230毫克/100毫升，甘油三酯超过140毫克/100毫升，β-脂蛋白超过390毫克/100毫升以上时，即可称为高脂血症。中医认为，高脂血症与体内阴阳失衡、气血失调、血脉瘀滞有关。刮拭大椎可疏泄体内热积；刮拭心俞至膈俞可增强心脏功能；刮拭脾俞至肾俞可健脾利湿；刮拭膻中至中庭可促进体内血液、水液的代谢和运行；刮拭郄门至内关可理气活血；刮拭曲池、足三里、丰隆可调和气血、健脾利湿、化痰清热；刮拭脾经上两要穴——血海和公孙，可通经活血。

重点刮拭部位 刮拭背部大椎、心俞至膈俞、脾俞至肾俞

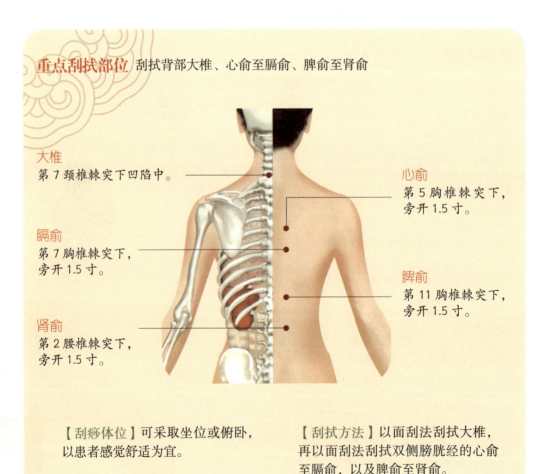

大椎
第7颈椎棘突下凹陷中。

膈俞
第7胸椎棘突下，
旁开1.5寸。

肾俞
第2腰椎棘突下，
旁开1.5寸。

心俞
第5胸椎棘突下，
旁开1.5寸。

脾俞
第11胸椎棘突下，
旁开1.5寸。

【刮痧体位】可采取坐位或俯卧，以患者感觉舒适为宜。

【刮拭方法】以面刮法刮拭大椎，再以面刮法刮拭双侧膀胱经的心俞至膈俞，以及脾俞至肾俞。

重点刮拭部位 刮拭膻中至中庭

膻中
前正中线上，两乳头连线的中点。

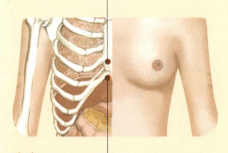

中庭
前正中线上，平第5肋间，即胸剑结合部。

【刮痧体位】可采取坐位或仰卧，以患者感觉舒适为宜。

【刮拭方法】用单角刮法刮拭膻中至中庭。

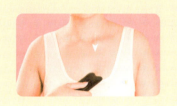

重点刮拭部位 刮拭郄门至内关、曲池

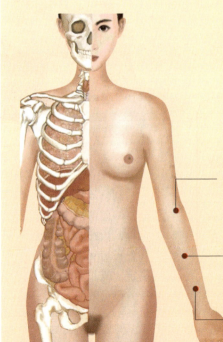

【刮痧体位】可采取坐位或仰卧，以患者感觉舒适为宜。

【刮拭方法】用面刮法刮拭郄门至内关、曲池。

曲池
屈肘时尺泽与肱骨外上髁连线的中点处。

郄门
曲泽与大陵的连线上，腕横纹上5寸。

内关
曲泽与大陵的连线上，腕横纹上2寸，掌长肌腱与桡侧腕屈肌腱之间。

重点刮拭部位 刮拭血海、足三里、公孙、丰隆

血海
髌底内侧端上2寸，
股四头肌内侧头的
隆起处。

公孙
第1跖骨基底部的前
下方，赤白肉际处。

足三里
犊鼻下3寸，距胫骨前
缘一横指（中指）处。

丰隆
外踝尖上8寸，条口外，
距胫骨前缘二横指（中
指）处。

【刮痧体位】可采取坐位。

【刮拭方法】用面刮法刮拭血海、
公孙、丰隆。

温馨小贴士
WEN XIN XIAO TIE SHI

　　刮痧对高脂血症有较好的疗效，但要坚持
多疗程治疗，以巩固疗效。在预防和护理方面
要注意以下几点。
　　1.建立良好的生活习惯。戒烟、戒酒，加
强体育锻炼，选择适合本人的轻度、中度体育
活动，劳逸结合，解除各种思想顾虑，保持心
情舒畅，以静养生。
　　2.避免过度紧张。情绪紧张、过度兴奋，
可以引起血中胆固醇及甘油三酯含量增高。凡
出现这种情况，可以应用小剂量镇静剂（遵医
嘱）。

　　刮痧治疗高脂血
症，一般7次为1个
疗程，治疗时间根据
病程长短和患者体质
决定，需长期坚持治
疗方可见效。

糖尿病

糖尿病是一种以高血糖为特征的代谢性疾病。高血糖是由于胰岛素分泌缺陷或其生物作用受损，或两者兼有引起的。长期的高血糖可导致各种组织，特别是眼、肾、心脏、血管、神经的慢性损害及功能障碍。中医谓之"消渴"，并据多饮、多食、多尿的轻重不同，而分为上消、中消、下消。刮拭背部和腹部相关穴位，可以调理脾胃、补肾纳气，辅助治疗糖尿病；刮拭四肢相关穴位，可以改善机体代谢功能。尿崩症和神经性多饮多尿症可照此刮痧治疗。

重点刮拭部位 刮拭肺俞、胰俞、脾俞至肾俞、阳纲至意舍

肺俞
第3胸椎棘突下，旁开1.5寸。

脾俞
第11胸椎棘突下，旁开1.5寸。

肾俞
第2腰椎棘突下，旁开1.5寸。

胰俞
第8胸椎棘突下，旁开1.5寸。

阳纲
第10胸椎棘突下，旁开3寸。

意舍
第11胸椎棘突下，左右旁开3寸。

【刮痧体位】可采取坐位，也可采取俯卧，以方便刮拭和患者感觉舒适为宜。

【刮拭方法】用面刮法从上向下刮拭双侧肺俞、胰俞、脾俞至肾俞，以及阳纲至意舍。

重点刮拭部位 刮拭中脘至气海

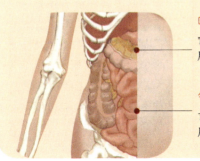

中脘
前正中线上，脐中上4寸。

气海
前正中线上，脐中下1.5寸。

【刮痧体位】可采取坐位，也可采取仰卧，以方便刮拭和患者感觉舒适为宜。

【刮拭方法】用面刮法从上向下刮拭中脘至气海［以神阙（肚脐）为界］。

重点刮拭部位 刮拭阳池

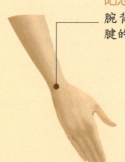

阳池
腕背横纹中，当指伸肌腱的尺侧缘凹陷处。

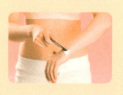

【刮痧体位】可采取坐位，以方便刮拭和患者感觉舒适为宜。

【刮拭方法】用平面按揉法按揉阳池。

重点刮拭部位 刮拭足三里、三阴交

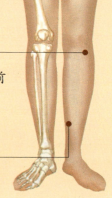

【刮痧体位】可采取坐位，以方便刮拭和患者感觉舒适为宜。

【刮拭方法】用面刮法刮拭足三里、三阴交。

足三里
犊鼻下3寸，距胫骨前缘一横指（中指）处。

三阴交
足内踝尖上3寸，胫骨内侧缘后方。

温馨小贴士
WEN XIN XIAO TIE SHI

　　专家指出，糖尿病患者只要掌握"每天总量要量化、营养搭配合理化、食物种类丰富化、烹调过程清淡化"四大原则，健康、美味便可以兼得。糖尿病患者一定要合理控制饮食，不吃过甜过油的东西，少食多餐；营养要均衡，要限制脂肪的摄入，增加一定量的优质蛋白质；同时每日饮水2000毫升以上，多次少饮，以利于体内代谢毒物的排泄，改善血液循环和微循环，降低血液黏稠度，降低糖尿病并发症的形成。此外，合理的运动和良好的心态，对病情的好转都有积极的推动作用。

　　刮痧为治疗轻症糖尿病的辅助方法，需配合适当的药物治疗同时进行。糖尿病患者抵抗力较差，治疗时应严格消毒，防止感染。一般1个疗程为7次，两个疗程间应相隔5～7天。治疗情况由病情和患者体质决定，治疗期间需调整和控制饮食，一般2个疗程后便有所好转。

白内障是发生在眼睛内晶状体上的一种疾病。任何晶状体的混浊都可称为白内障。当晶状体混浊较轻时，常因没有明显影响视力而不被人们发现或被忽略。根据调查，白内障是最常见的致盲和视力残疾的原因，且约 25% 的人患有白内障。中医认为，老年性白内障多因老年人肝肾不足、脾气虚衰或心气不足、气虚火衰，致使精气不能上荣于目，晶状体出现营养供给障碍导致。刮拭面部、颈部、背部及下肢相关穴位，可以补益肝脾肾、益气养血，从而达到治疗的目的。

重点刮拭部位 刮拭鱼腰、攒竹、睛明

攒竹
眉头凹陷中，眶上切迹处。

鱼腰
瞳孔直上，眉毛中。

睛明
目内眦角稍上方凹陷处。

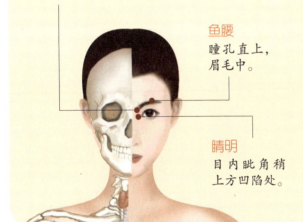

【刮痧体位】可采取坐位，以方便刮拭和患者感觉舒适为宜。

【刮拭方法】用平面按揉法按揉攒竹、鱼腰，再用垂直按揉法按揉睛明。

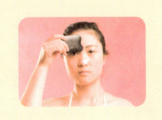

重点刮拭部位 刮拭风池

风池
枕骨之下，与风府相平，胸锁乳突肌与斜方肌上端之间的凹陷处。

【刮痧体位】可采取坐位，以方便刮拭和患者感觉舒适为宜。

【刮拭方法】用单角刮法刮拭风池。

重点刮拭部位 刮拭肝俞、肾俞

肝俞
第9胸椎棘突下，旁开1.5寸。

肾俞
第2腰椎棘突下，旁开1.5寸。

【刮痧体位】可采取俯卧，以方便刮拭为宜。

【刮拭方法】用面刮法从上向下刮拭肝俞、肾俞。

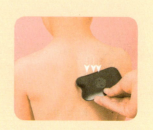

重点刮拭部位 刮拭足三里

【刮痧体位】采取坐位，以方便刮拭和感觉舒适为宜。

【刮拭方法】用面刮法从上向下刮拭足三里。

足三里
犊鼻下3寸，距胫骨前缘一横指（中指）处。

刮痧治疗老年性白内障疗程较长，需坚持治疗，并适当配合药物治疗。刮拭治疗时，面部穴位手法不宜过重，下肢及背部穴位的手法可稍重一些。严重的白内障可考虑手术治疗。

　　更年期综合征亦称"绝经前后诸证"。中医认为，妇女停经前后肾气渐衰，脏腑功能逐渐衰退，人体阴阳逐渐失去平衡，因而出现面红潮热、眩晕、烦躁易怒、抑郁、心悸失眠、阴道干涩灼热、腰酸背痛、骨质疏松等症状。本病分为虚、实两种：虚证多由肾气不足，冲任未充，或肝肾亏虚，精血亏虚，或脾胃虚弱，气血乏源，或久病失血，冲任不能满盈，血海亏虚，无血可下导致；实证多由气滞血瘀或痰湿壅滞，导致经闭阻塞，冲任不通而成。病位在肾与胞宫，与肝脾等脏器功能有关。刮拭身体相关穴位，可以调补肾气、活血通络，有助于气血的生化和运行。

重点刮拭部位 刮拭百会

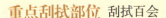
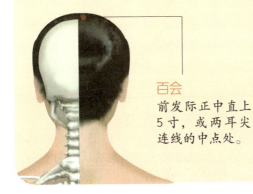
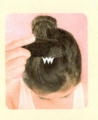

百会
前发际正中直上5寸，或两耳尖连线的中点处。

【刮痧体位】可采取坐位或俯卧，以方便刮拭和患者感觉舒适为宜。

【刮拭方法】以单角刮法刮拭百会。

重点刮拭部位 刮拭肝俞至肾俞、命门

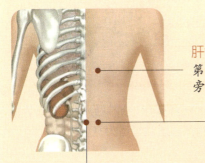
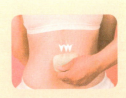

肝俞
第9胸椎棘突下，旁开1.5寸。

命门
后正中线上，第2腰椎棘突下陷处。

肾俞
第2腰椎棘突下，旁开1.5寸。

【刮痧体位】可采取坐位或俯卧，以方便刮拭和患者感觉舒适为宜。

【刮拭方法】用面刮法从上向下刮拭命门、双侧肝俞至肾俞。

重点刮拭部位 刮拭中注至大赫

【刮痧体位】可采取仰卧，以方便刮拭和患者感觉舒适为宜。

【刮拭方法】用面刮法从上向下刮拭双侧中注至大赫。

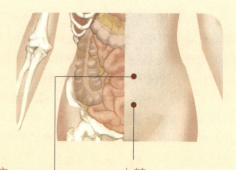

中注
脐中下1寸，前正中线旁开0.5寸。

大赫
脐中下4寸，前正中线旁开0.5寸。

重点刮拭部位 刮拭内关、神门

内关
曲泽与大陵的连线上，腕横纹上2寸，掌长肌腱与桡侧腕屈肌腱之间。

神门
腕掌侧横纹尺侧端，尺侧腕屈肌腱的桡侧凹陷处。

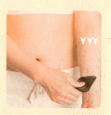

【刮痧体位】可采取坐位，以方便刮拭和患者感觉舒适为宜。

【刮拭方法】用面刮法从上向下刮拭内关、神门。

重点刮拭部位 刮拭太溪、太冲

太溪
在足内侧，内踝后方，当内踝尖与跟腱之间的凹陷处。

太冲
第1跖骨间隙的后方凹陷处。

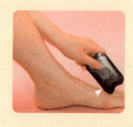

【刮痧体位】可采取坐位，以方便刮拭和感觉舒适为宜。

【刮拭方法】用平面按揉法按揉太溪，再用垂直按揉法按揉太冲。

重点刮拭部位 刮拭足三里、阴陵泉、三阴交、公孙

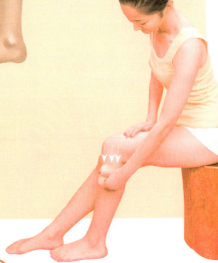

阴陵泉
胫骨内侧髁后
下方凹陷处。

足三里
犊鼻下3寸，距胫骨前
缘一横指（中指）处。

三阴交
足内踝尖上3寸，
胫骨内侧缘后方。

公孙
第1跖骨基底部的前
下方，赤白肉际处。

【刮痧体位】可采取坐位或仰卧，
以方便刮拭和患者感觉舒适为宜。

【刮拭方法】用面刮法从上向下刮
拭足三里、阴陵泉、三阴交、公孙。

温馨小贴士
WEN XIN XIAO TIE SHI

　　步入更年期的女性应提高自我保健能力，
保持生活规律化，坚持力所能及的体育锻炼，
少食动物脂肪，多吃蔬菜水果，避免饮食无节，
忌烟酒；充实生活内容，如旅游、烹饪、种花、
编织、跳舞等，在集体生活中获得友爱，使精
神有所寄托；善于克制，并培养开朗、乐观的
心态，善用宽容和忍耐对待不称心的人和事，
以保持心情舒畅及心理、精神上的平静状态，
有利于顺利渡过绝经期。为预防骨质疏松，围
绝经期和绝经后妇女应坚持体育锻炼，增加日
晒时间，摄入足量蛋白质和含钙食物。

　　刮痧治疗更年期
综合征，一般5～7
次为1个疗程。可根
据患者皮肤承受力，
隔天刮1次或2天
刮1次。

老年性骨质疏松症

　　老年性骨质疏松症是指发生在老年人和绝经期后妇女的骨质疏松症。最常见的症状是腰痛，疼痛沿脊柱向两侧扩散，仰卧或坐位时疼痛减轻，直立后疼痛加剧，日间疼痛减轻，夜间和清晨醒来时疼痛加重，弯腰、肌肉运动、咳嗽和大便用力时疼痛亦加重。中医认为，老年性骨质疏松症主要病因为肾虚，并与肝肾阴虚、脾胃虚弱、外邪侵袭、瘀血痰浊等因素关系密切。刮拭腰部及下肢相关穴位，能够起到补肾、益精、填髓的功效，从而达到治疗的目的。

重点刮拭部位 刮拭命门、肾俞、志室、腰阳关

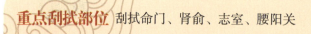

命门
后正中线上，第2腰椎棘突下凹陷处。

肾俞
第2腰椎棘突下，旁开1.5寸。

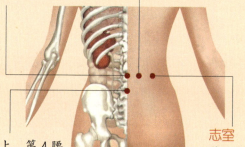

【刮痧体位】采取坐位或俯卧，以方便刮拭和患者感觉舒适为宜。

【刮拭方法】用面刮法从上向下刮拭命门及两侧肾俞、志室、腰阳关。

腰阳关
后正中线上，第4腰椎棘突下凹陷中。

志室
第2腰椎棘突下，旁开3寸。

重点刮拭部位 刮拭阳陵泉、三阴交

三阴交
足内踝尖上3寸，胫骨内侧缘后方。

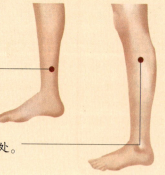

阳陵泉
腓骨头前下方凹陷处。

【刮痧体位】采取坐位或仰卧，以方便刮拭和患者感觉舒适为宜。

【刮拭方法】用面刮法从上向下刮拭阳陵泉、三阴交。

重点刮拭部位 刮拭承扶、委中、承山

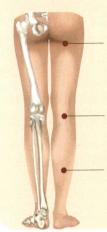

承扶
大腿后面，臀下横纹的中点。

委中
腘横纹中点，股二头肌腱与半腱肌腱的中间。

承山
小腿后面正中，委中与昆仑之间，当伸直小腿或足跟上提时腓肠肌肌腹下出现尖角凹陷处。

【刮痧体位】可采取俯卧，以方便刮拭和患者感觉舒适为宜。

【刮拭方法】用面刮法由里而外刮拭承扶，再用面刮法从上向下刮拭委中、承山。

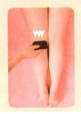

重点刮拭部位 刮拭太溪

【刮痧体位】采取坐位或仰卧，以方便刮拭和患者感觉舒适为宜。

【刮拭方法】用平面按揉法按揉太溪。

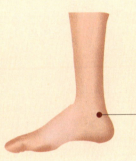

太溪
在足内侧，内踝后方，当内踝尖与跟腱之间的凹陷处。

温馨小贴士
WEN XIN XIAO TIE SHI

　　老年性骨质疏松症虽不能完全预防，但给予一定的预防措施，如摄入足够的钙、维生素D等，能在很大程度上减轻骨质疏松症症状，防止严重并发症出现。应尽量减少老年性骨质疏松症患者摔倒的概率，以减少髋骨骨折及科利斯骨折。老年人摔跤的发生概率随着年龄的增长呈指数增加，而适量运动能提高灵敏度以及平衡能力，对于预防老年人摔跤有一定帮助。对于容易引起摔跤的疾病及损伤，应及时加以有效地治疗。避免使用影响身体平衡的药物。

　　刮痧治疗老年性骨质疏松症，一般10次为1个疗程，需配合药物治疗及饮食调养。一般2个疗程便可见到成效。

小儿流涎

小儿流涎，俗称小儿流口水，多见于1岁左右的小儿，常发生于断奶前后。婴儿6个月龄以后，身体各器官明显发生变化，此时婴儿所需营养已不能局限于母乳，要逐步用米糊、菜泥等营养丰富、容易消化的辅助食品来补充。有些母亲用母乳喂养小儿到15个月以上才断奶，断奶后再喂辅食，这样的小儿脾胃比较虚弱，容易发生消化不良，这时候小儿流涎发生率最高。中医认为，本病病机为脾胃不和，脾失健运，水湿上犯而致病。刮拭脾俞可以补脾胃，健运水湿；刮拭中脘可提升脾气，祛湿化浊；刮拭合谷可活血通络，除积滞。

重点刮拭部位 刮拭脾俞

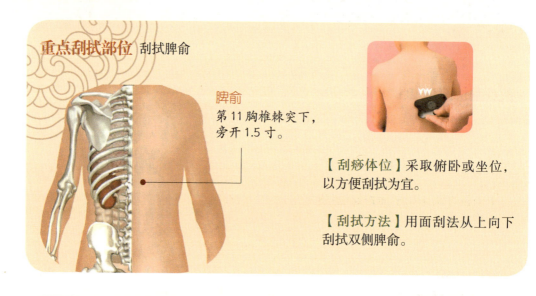

脾俞
第11胸椎棘突下，旁开1.5寸。

【刮痧体位】采取俯卧或坐位，以方便刮拭为宜。

【刮拭方法】用面刮法从上向下刮拭双侧脾俞。

重点刮拭部位 刮拭中脘

【刮痧体位】采取仰卧，以方便刮拭为宜。

【刮拭方法】用面刮法从上向下刮拭中脘。

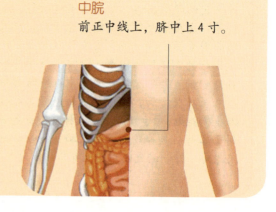

中脘
前正中线上，脐中上4寸。

重点刮拭部位 刮拭合谷

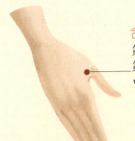

合谷
第1、第2掌骨间，
第2掌骨桡侧的
中点处。

【刮痧体位】采取仰卧或坐位，
以方便刮拭为宜。

【刮拭方法】用平面按揉法按揉
合谷。

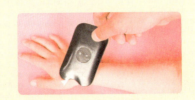

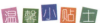

　　家长平日要注意观察小儿的表现，找出流涎的原因，特别是伴有发热、拒绝进食时，要进行口腔检查，观察有无溃疡。如果是脾胃虚弱引起的，平时不要给小儿穿得过多或过厚，饮食上注意节制，以防体内存食生火加重流涎现象。平时要注意以下护理措施。

　　1. 小儿口水流得较多时，妈妈注意护理好小儿口腔周围的皮肤，每天至少用清水清洗2遍，让小儿的脸部、颈部保持干爽，避免患上湿疹。

　　2. 唾液中含有口腔中的一些杂菌及淀粉酶等物质，对皮肤有一定的刺激作用，如果不精心护理，口周皮肤就会发红，起小红丘疹，这时可涂一些专用护肤膏。

　　3. 不要用较粗糙的手帕或毛巾在小儿的嘴边抹来抹去，这容易损伤小儿的皮肤。要用非常柔软的手帕或餐巾纸一点点蘸去流在嘴巴外面的口水，让口周保持干燥。

　　4. 为防止口水将颈前、胸上部衣服弄湿，可以给小儿挂个全棉的小围嘴。柔软、略厚、吸水性较强的布料是围嘴的首选。

　　先刮拭脾俞，以出痧为度。刮痧治疗小儿流涎，一般7次为1个疗程，1～2个疗程便可以见到成效。

小儿腹泻

小儿腹泻，又名婴幼儿消化不良，是指婴幼儿期发生的急性胃肠道功能紊乱，以腹泻、呕吐为主的一组疾病，以夏秋季节发病率最高。本病的病因分为三方面——体质、感染及消化功能紊乱。临床主要表现为大便次数增多、排稀便和水电解质紊乱。中医认为，小儿腹泻主要是因感受外邪、内伤乳食、脾胃虚弱和脾肾阳虚引起的。刮拭身体相关穴位，可以发散风寒、健脾消积，从而达到治疗的目的。

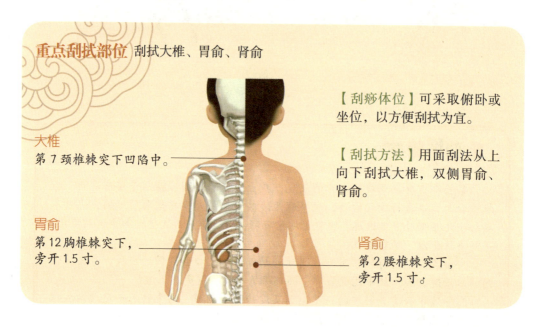

重点刮拭部位 刮拭大椎、胃俞、肾俞

【刮痧体位】可采取俯卧或坐位，以方便刮拭为宜。

【刮拭方法】用面刮法从上向下刮拭大椎，双侧胃俞、肾俞。

大椎
第 7 颈椎棘突下四陷中。

胃俞
第 12 胸椎棘突下，旁开 1.5 寸。

肾俞
第 2 腰椎棘突下，旁开 1.5 寸。

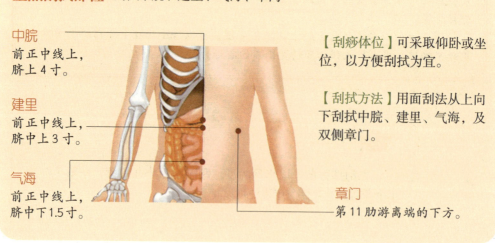

重点刮拭部位 刮拭中脘、建里、气海、章门

【刮痧体位】可采取仰卧或坐位，以方便刮拭为宜。

【刮拭方法】用面刮法从上向下刮拭中脘、建里、气海，及双侧章门。

中脘
前正中线上，脐上 4 寸。

建里
前正中线上，脐中上 3 寸。

气海
前正中线上，脐中下 1.5 寸。

章门
第 11 肋游离端的下方。

重点刮拭部位 刮拭足三里、内庭

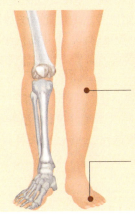

【刮痧体位】采取坐位或仰卧，以方便刮拭为宜。

【刮拭方法】用面刮法从上向下刮拭足三里，再用垂直按揉法按揉内庭。

足三里
犊鼻下3寸，距胫骨前缘一横指（中指）处。

内庭
第2、第3趾间，趾蹼缘后方，赤白肉际处。

重点刮拭部位 刮拭合谷

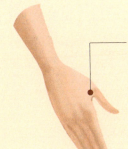

合谷
第1、第2掌骨间，第2掌骨桡侧的中点处。

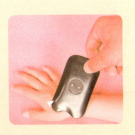

【刮痧体位】采取坐位或仰卧，以方便刮拭为宜。

【刮拭方法】用平面按揉法按揉合谷。

温馨小贴士
WEN XIN XIAO TIE SHI

调整好小儿的饮食，减轻胃肠道的负担。有些家长千方百计地喂小儿巧克力、牛奶、鸡蛋等高脂肪、高蛋白的食物，想以此来弥补小儿因腹泻造成的损失，殊不知这样做反而会加重胃肠的负担，使腹泻长时间不愈。此时宜给小儿吃些易消化的食物，如米汤、糖盐水，甚至暂禁食，使胃肠功能得以恢复，以加快疾病的痊愈。

刮痧治疗小儿腹泻，一般3次为1个疗程。刮痧时手法宜轻，同时可配合捏脊、推拿、中药贴脐、热熨腹部等方法，以提高疗效；病情严重出现高热、神昏、脱水、酸中毒等症状者，应及时采用药物对症治疗，以尽快控制病情。

小儿厌食指小儿（1～6岁）较长时期内食欲减退或消失的一种常见病，主要症状有呕吐、食欲不振、腹泻、便秘、腹胀、腹痛和便血等。造成此病的原因很多，如不良的饮食习惯、气候过热、湿度过高、小儿的情绪变化、某些慢性消化系统疾病等。长期厌食可致营养不良和体质减弱。中医认为，本病病机为饮食、喂养不当，导致脾胃不和，受纳运化失健而发病。刮拭大椎至悬枢、脾俞至三焦俞、中脘至气海，可疏泄阳热、健脾和胃；刮拭天枢、章门可行气消积化滞；刮拭四缝，可治疗消化不良；刮拭足三里、公孙，可有效调节脾胃功能，促进消化吸收。

重点刮拭部位 刮拭大椎至悬枢、脾俞至三焦俞

大椎
第7颈椎棘突下凹陷中。

脾俞
第11胸椎棘突下，旁开1.5寸。

悬枢
后正中线上，第1腰椎棘突下凹陷中。

三焦俞
第1腰椎棘突下，旁开1.5寸。

【刮痧体位】采取俯卧或坐位，以方便刮拭为宜。

【刮拭方法】用面刮法从上向下刮拭大椎至悬枢、脾俞至三焦俞。

重点刮拭部位 刮拭足三里、公孙

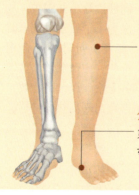

足三里
犊鼻下3寸，距胫骨前缘一横指（中指）处。

公孙
第1跖骨基底部的前下方，赤白肉际处。

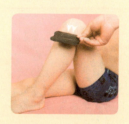

【刮痧体位】采取坐位或仰卧，以方便刮拭为宜。

【刮拭方法】用平面按揉法按揉足三里、公孙。

重点刮拭部位 刮拭中脘至气海、天枢、章门、四缝

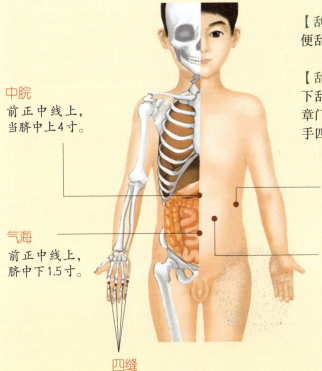

中脘
前正中线上，
当脐中上4寸。

气海
前正中线上，
脐中下1.5寸。

四缝
第2至第5指掌侧，近端指关节
的中央，每手4穴，左右各8穴。

【刮痧体位】采取仰卧，以方
便刮拭为宜。

【刮拭方法】用面刮法从上向
下刮拭中脘至气海，双侧天枢、
章门。再用垂直按揉法按揉双
手四缝。

章门
第11肋游离端的下方。

天枢
横平脐中，前正
中线旁开2寸。

WEN XIN XIAO TIE SHI

　　预防小儿厌食，首先要保持合理的膳食，
建立良好的饮食习惯，如动物食品含锌较多，
需在膳食中保持一定的比例。其次，应给小儿
做出好的榜样，如果父母偏食挑食，小儿就容
易厌食，还应注意引导小儿去品尝不愿意吃的
食物，即不要无原则迁就，但也不要过分勉强。
此外，还应给小儿营造一个良好的吃饭氛围，
让小儿在愉快的心情下进食。

　　刮痧治疗小儿厌
食，一般4～8次为
1个疗程，治疗1～2
个疗程便可见成效。

小儿遗尿

小儿遗尿，俗称"尿床"，是指3岁以上的小儿在睡眠中小便自遗，醒后才知的一种疾病。3岁以下的小儿大脑未发育完全，正常的排尿习惯尚未养成，尿床不属病态，而年长小儿因贪玩、过度疲劳、睡前多饮等偶然尿床者不属病态。现代医学认为，本病因大脑皮层、皮层下中枢功能失调引起。中医认为，小儿因先天禀赋不足或素体虚弱导致肾气不足，下元虚冷，不能温养膀胱，膀胱气化功能失调，闭藏失职，不能约制水道，而为遗尿；或肺脾气虚，上虚不能制下，下虚不能上承，则小便自遗，或睡中小便自出；或肝经湿热郁结，热郁化火，迫注膀胱而致遗尿。刮拭身体相关穴位，可以补脾、益肾、缩尿，从而达到治疗的目的。

重点刮拭部位 刮拭百会

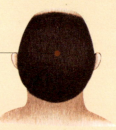

百会
前发际正中直上5寸，或两耳尖连线的中点处。

【刮痧体位】采取坐位，以方便刮拭为宜。

【刮拭方法】以刮痧板角部点揉百会。

重点刮拭部位 刮拭脾俞、肾俞、次髎、膀胱俞

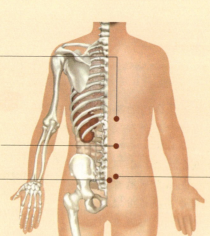

脾俞
第11胸椎棘突下，旁开1.5寸。

肾俞
第2腰椎棘突下，旁开1.5寸。

次髎
髂后上棘内下方，正对第2骶后孔处。

膀胱俞
骶正中嵴旁1.5寸，平第2骶孔。

【刮痧体位】采取坐位或俯卧，以方便刮拭为宜。

【刮拭方法】用面刮法从上向下刮拭双侧脾俞、肾俞、次髎、膀胱俞。

重点刮拭部位 刮拭气海、关元、中极

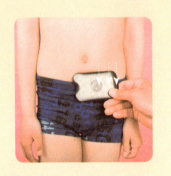

气海
前正中线上，
脐中下1.5寸。

关元
前正中线上，
脐中下3寸。

中极
前正中线上，
脐中下4寸。

【刮痧体位】采取仰卧，以
方便刮拭为宜。

【刮拭方法】用面刮法从上
向下刮拭气海、关元、中极。

重点刮拭部位 刮拭尺泽、神门

尺泽
肘横纹中，肱二头
肌腱桡侧凹陷处。

神门
腕掌侧横纹尺侧端，
尺侧腕屈肌腱桡侧
凹陷处。

【刮痧体位】采取坐位或仰卧，
以方便刮拭为宜。

【刮拭方法】用面刮法从上向下
刮拭尺泽、神门。

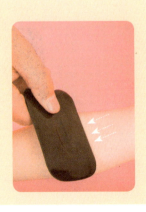

重点刮拭部位 刮拭足三里、三阴交、太溪

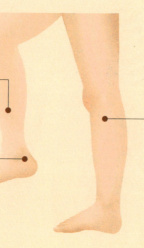

三阴交
足内踝尖上3寸，胫骨内侧缘后方。

足三里
犊鼻下3寸，距胫骨前缘一横指（中指）处。

太溪
在足内侧，内踝后方，当内踝尖与跟腱之间的凹陷处。

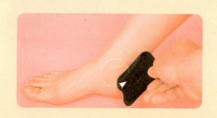

【刮痧体位】采取坐位或仰卧，以方便刮拭为宜。

【刮拭方法】用面刮法从上向下刮拭足三里、三阴交，再用平面按揉法按揉太溪。

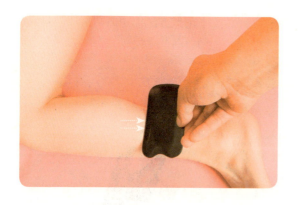

刮痧治疗小儿遗尿，一般7次为1个疗程，根据病程长短决定治疗时间。

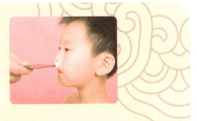

小儿
惊风

小儿惊风是小儿时期常见的一种急重病，以临床出现抽搐、昏迷为主要特征，又称"惊厥"，俗名"抽风"。任何季节均可发生，一般以 1 ~ 5 岁的小儿为多见，年龄越小，发病率越高。其病情往往比较凶险，变化迅速，威胁小儿生命。所以，古代医家认为惊风是一种恶候。如《东医宝鉴·小儿》说："小儿疾之最危者，无越惊风之证。"《幼科释谜·惊风》也说："小儿之病，最重唯惊。"刮拭大椎、曲池、合谷，可以清热定惊；刮拭人中、十宣，可开窍醒神；刮拭阳陵泉，可舒筋止惊；刮拭足三里、太冲，可疏肝健脾。

重点刮拭部位 刮拭人中

人中
上嘴唇沟的上 1/3 与下 2/3 交界处，为急救昏厥的要穴。

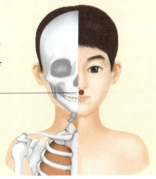

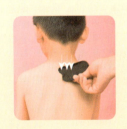

【刮痧体位】采取坐位，以方便刮拭为宜。

【刮拭方法】用点按法点按人中。

重点刮拭部位 刮拭大椎

大椎
第 7 颈椎棘突下凹陷中。

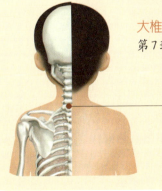

【刮痧体位】采取坐位或俯卧，以方便刮拭为宜。

【刮拭方法】用面刮法从上向下刮拭大椎。

重点刮拭部位 刮拭曲池、合谷、十宣

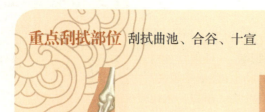

曲池
屈肘时尺泽与肱骨外上髁连线的中点处。

合谷
第1、第2掌骨间,第2掌骨桡侧的中点处。

十宣
手十指尖端,距指甲游离缘0.1寸,左右共10个穴位。

【刮痧体位】采取坐位,以方便刮拭为宜。

【刮拭方法】用面刮法从上向下刮拭曲池、十宣,再用平面按揉法按揉合谷。

重点刮拭部位 刮拭足三里、阳陵泉、太冲

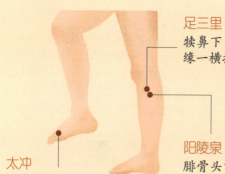

足三里
犊鼻下3寸,距胫骨前缘一横指(中指)处。

太冲
第1跖骨间隙的后方凹陷处。

阳陵泉
腓骨头前下方凹陷处。

【刮痧体位】采取坐位,以方便刮拭为宜。

【刮拭方法】用面刮法从上向下刮拭足三里、阳陵泉,再用垂直按揉法按揉太冲。

刮痧治疗小儿惊风,一般1次便可见效。若小儿出现高热,要及时就医治疗,以免发生高热惊厥,遗留后遗症。